● 위장병 *47* 문답

11人共著　最新家庭醫學百科 19

위장병백과

康珍敬／宋仁誠／張　麟／李鍾徹／鄭仁植
劉　權／閔榮日／宣熙湜／朴寅瑞／朴炅南
柳東俊

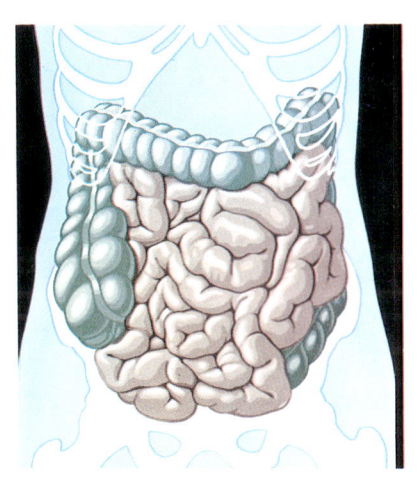

瑞音出版社

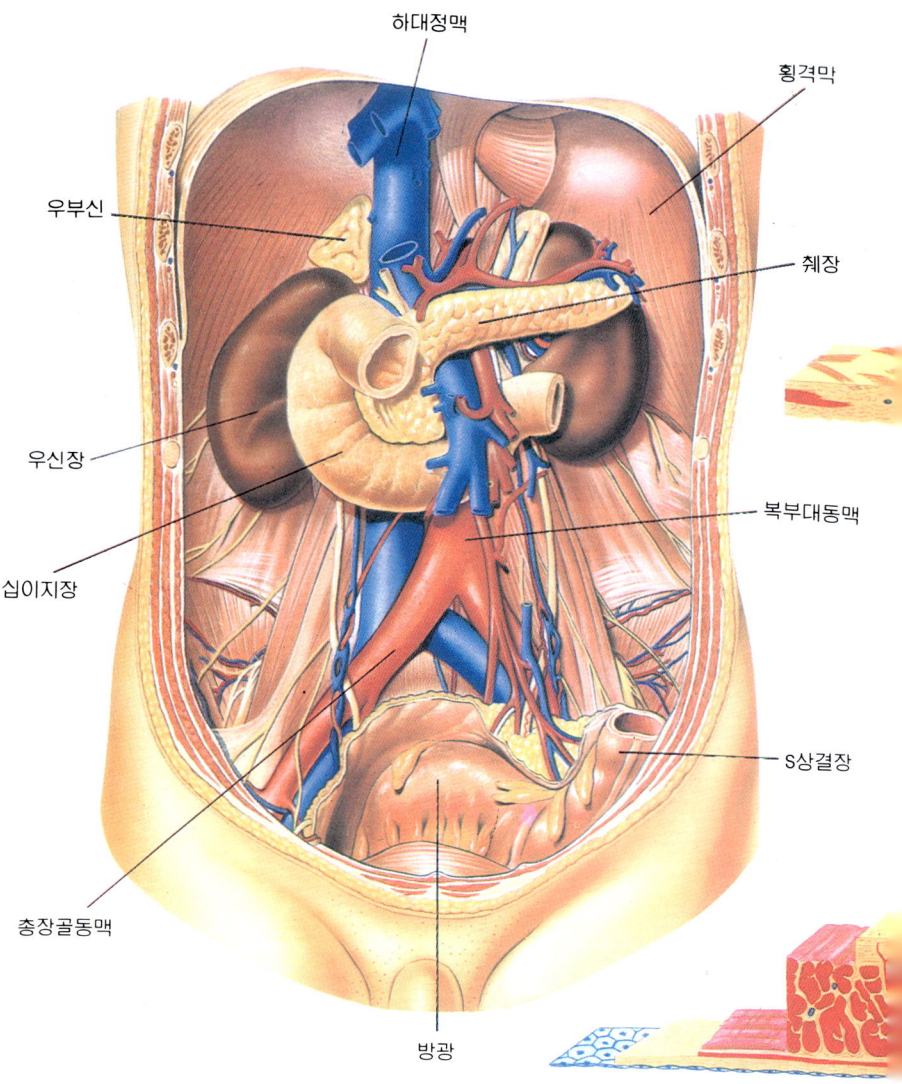

消化器粘膜

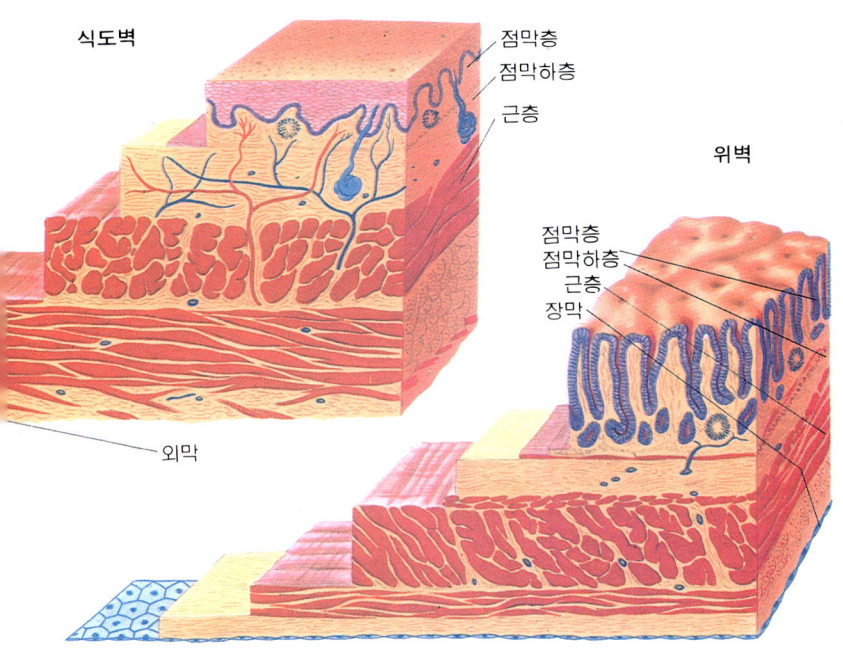

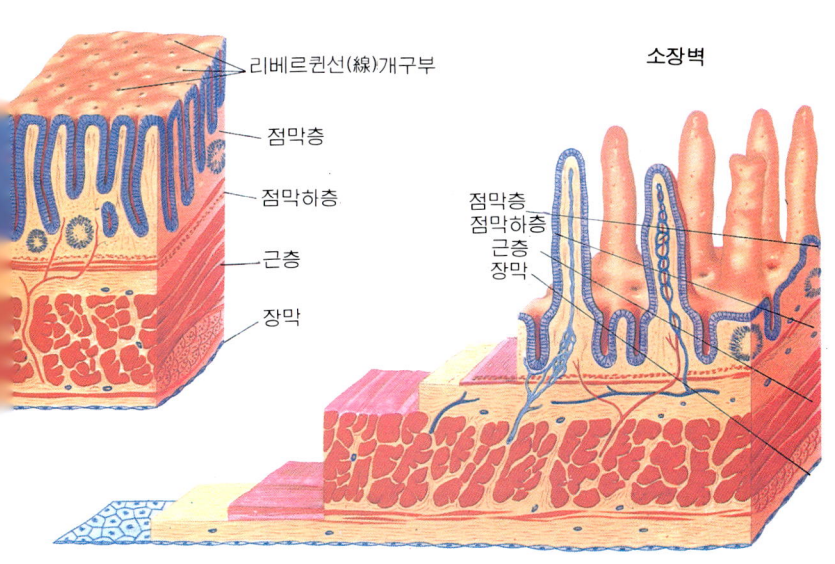

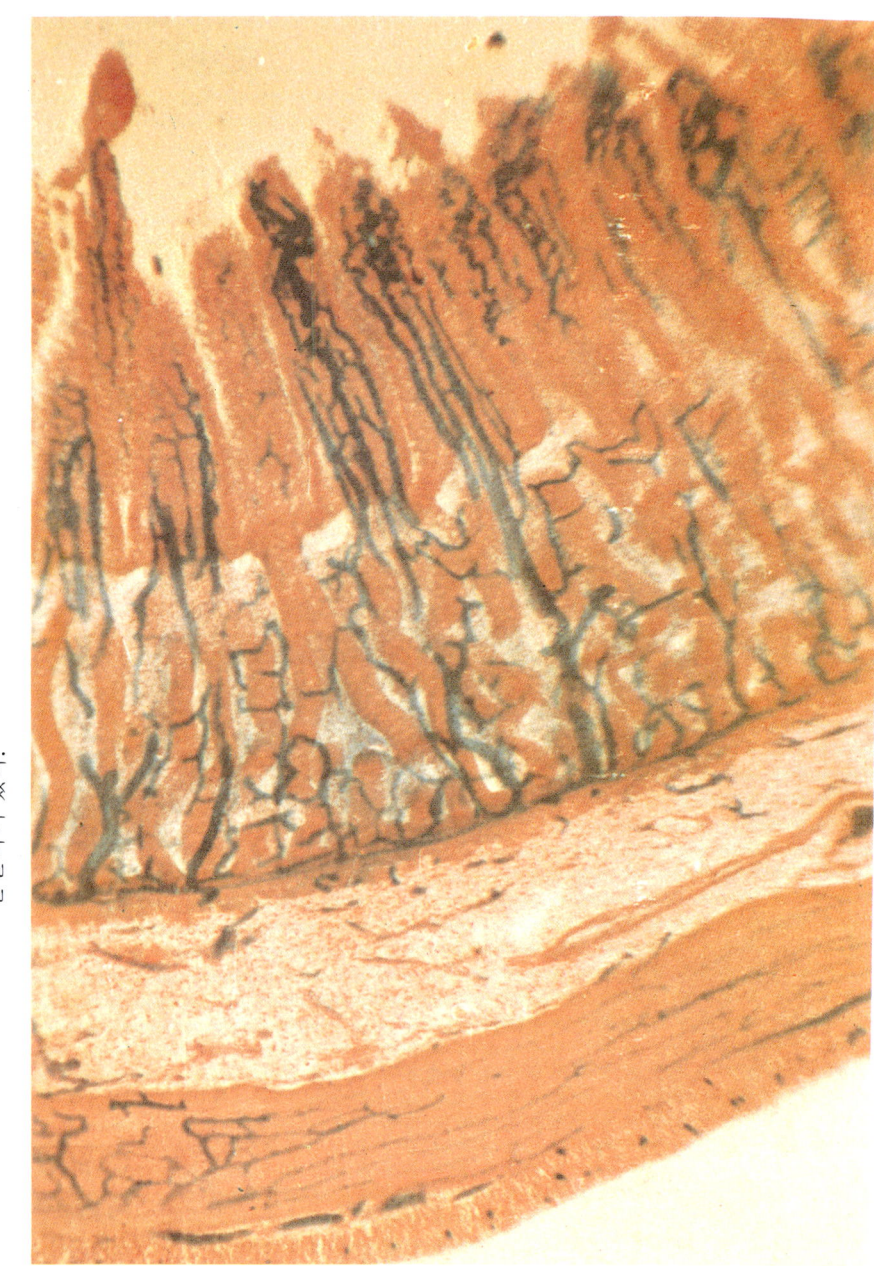

소장(小腸)

소장의 횡단면(橫斷面), 융모(絨毛)와 모세혈관이 발달되어 있다.

소장(小腸)

소장의 횡단면. 소장점막의 표면에는 장융모(腸絨毛)라고 하는 돌기(突起)가 있고, 소화와 흡수의 효율을 상승시킨다.

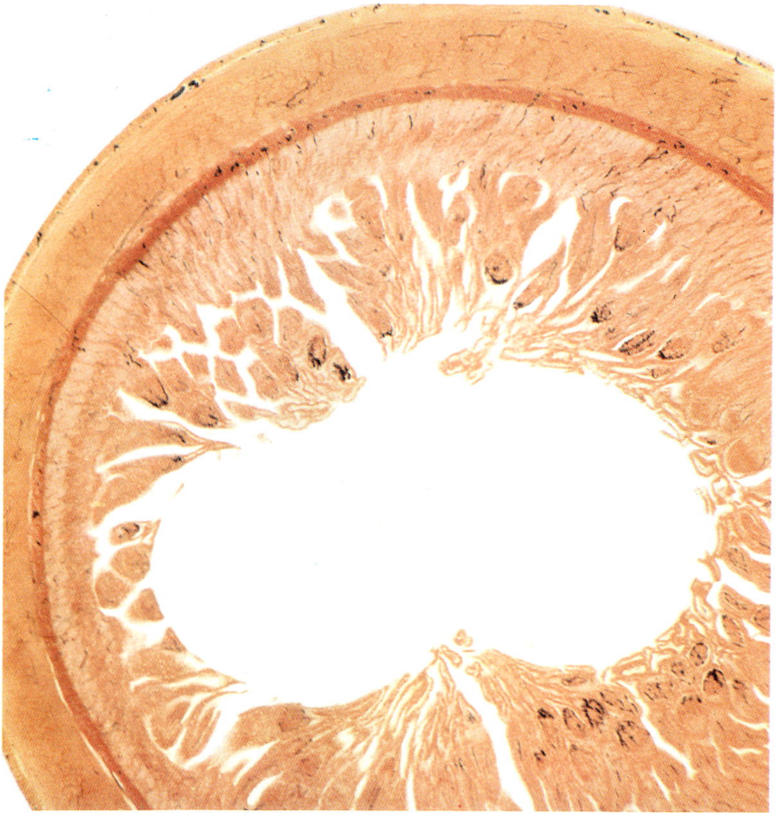

소장점막의 조직표본(組織標本)

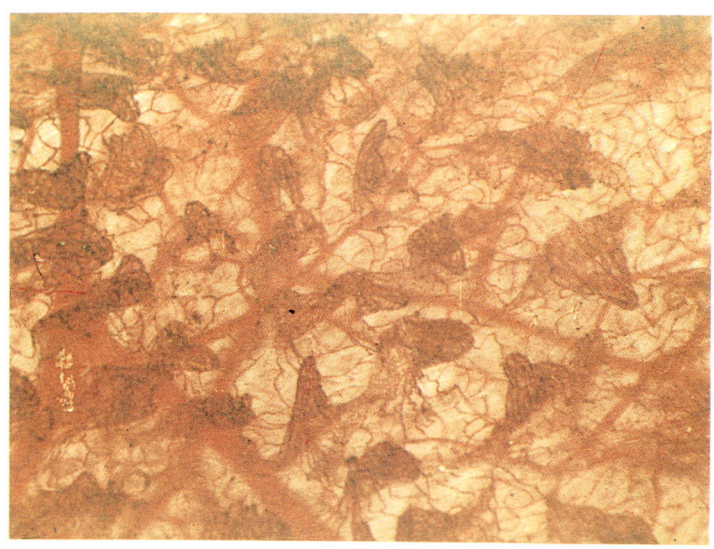

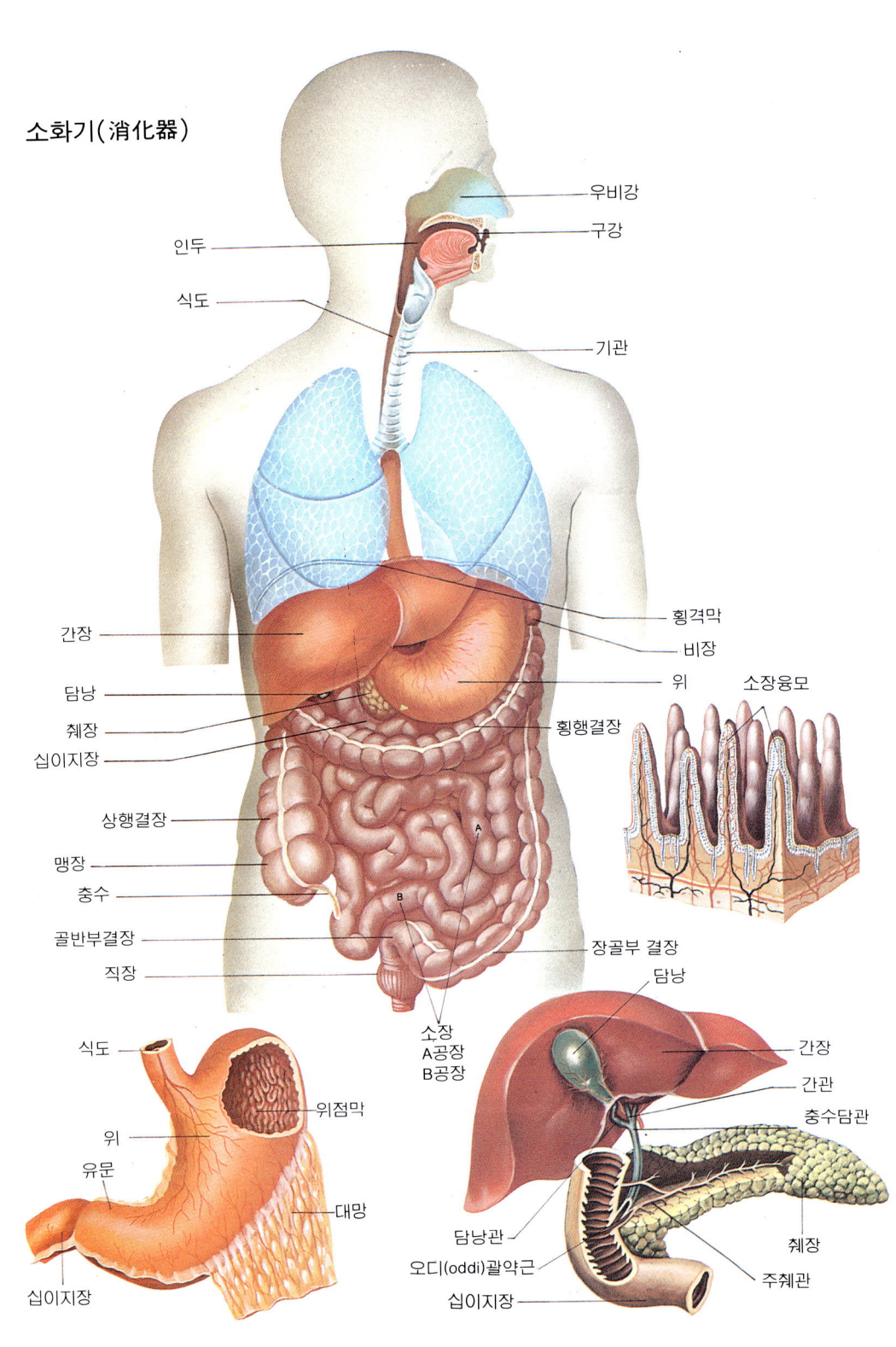

식도

식도와 다른 기관과의 관계: 우리 몸을 전면(A)에서, 측면(B)에서, 뒷면(C)에서 본 것이다.

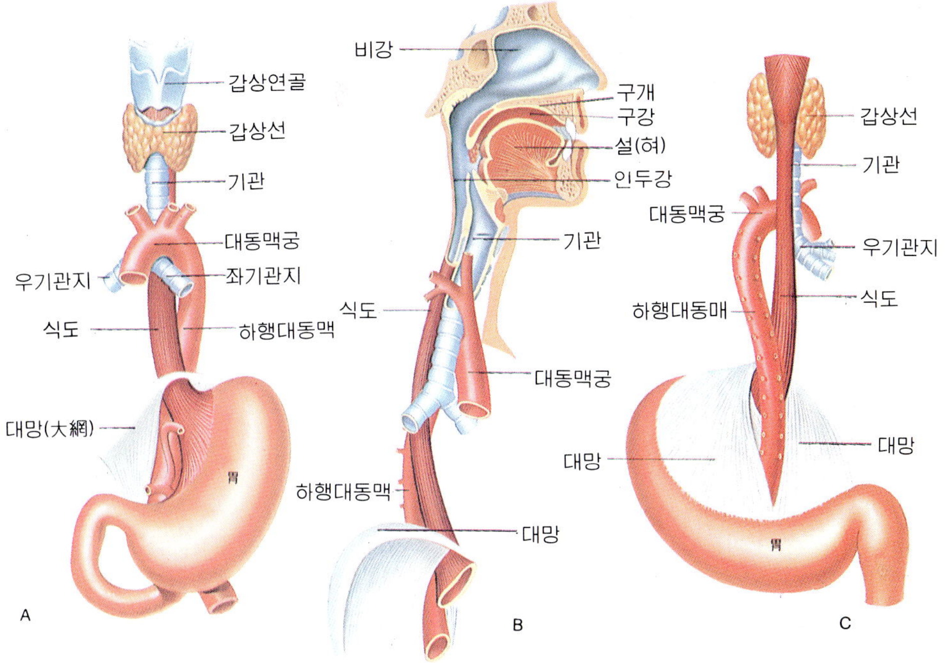

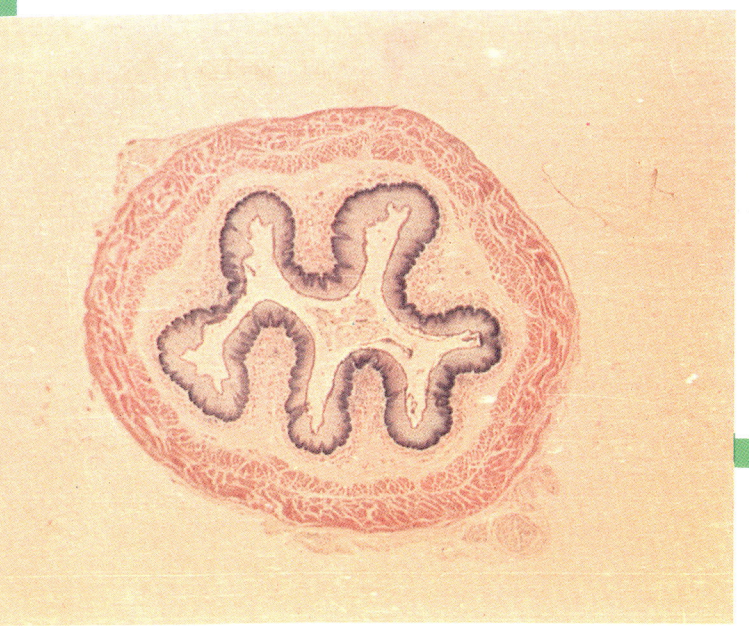

식도의 횡단면
검으스레하게 보이는 것이 식도점막(食道粘膜)이다.

십이지장

십이지장 점막의 현미경사진. 십이지장벽은 관강(管腔) 바깥쪽에서 장막, 근층, 점막하조직 및 점막층으로 구별된다.

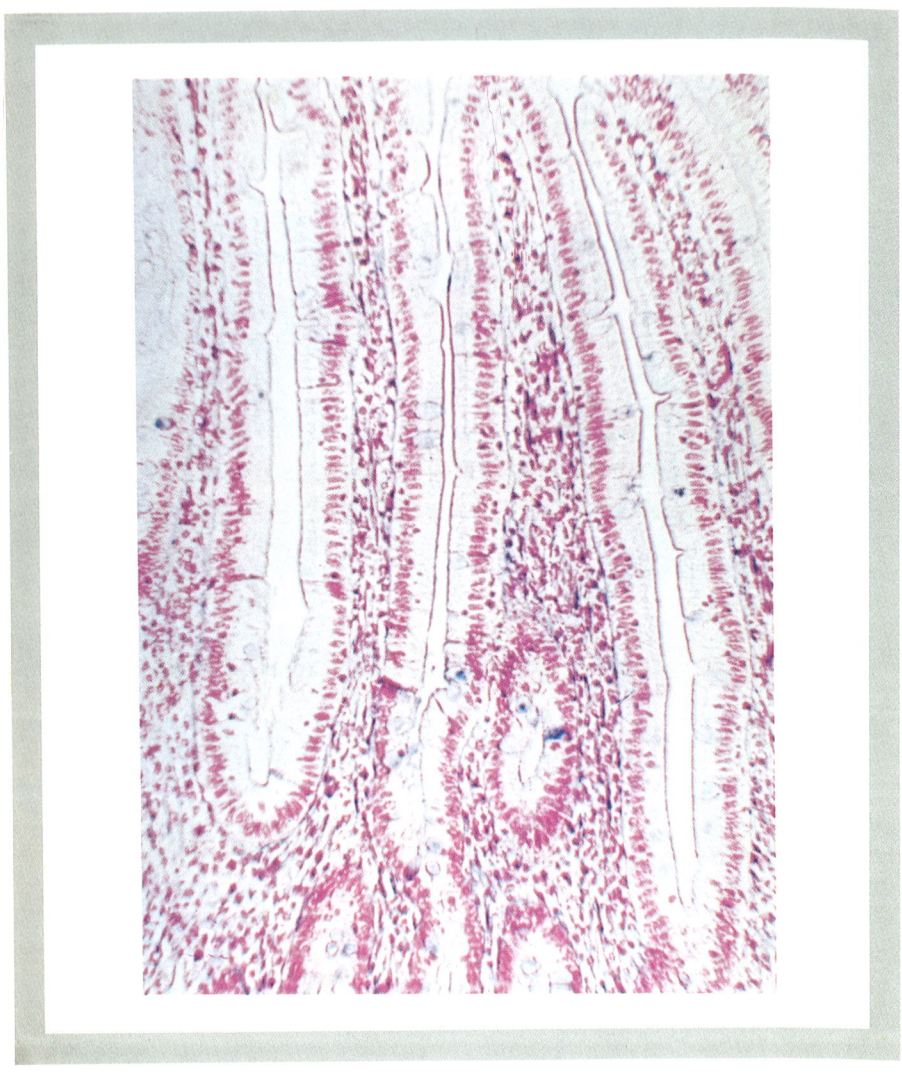

위장병백과 • 차례

제1장 만성 위장질환편

만성 위장질환의 개요 ·················강진경 · 17
만성위염과 헬리코박터 파이로리와의
관계 /18

만성 위장질환의 원인 ··············송인성 · 22

만성위염 /22   위궤양 /24

만성 위장질환의 증상 ··············장 린 · 32

십이지장 궤양의 증상/32 위궤양의
증상/34   만성위염의 증상/35

만성 위장질환의 진단 ··············이종철 · 37

1.병력 및 진찰 소견 /37   2. 기질적
질환의 진단 /39   3.기능장애의 진
단 /42

만성 위장질환의 치료 ··············박경남 · 46

만성 위장질환의 예방 ················정인식·51

    1. 소화성 궤양의 예방 /53
    2. 위염의 예방 /62

만성 위장질환의 운동요법 및 식사요법··유 권·66

    스트레스/66 운동/67 식사/69 기호
    식품, 향신료/70 술/71 흡연/71
    약물복용/72

제2장 소화성 궤양편

소화성 궤양의 개요 ···················강진경·75

    1. 흡연 /81   2. 비스테로이드성 소염
    제 /82   3. 알콜과 알콜성 음료 /82
    4. 식사 /82

소화성 궤양의 원인 ···················민영일·84

소화성 궤양의 증상 및 진단 ·········송인성·90

    1. 임상 소견 /90 2. 상부 위장관 X선
    촬영 /92 3. 상부 위장관 내시경검사
    /93 4. 감별진단 /96

소화성 궤양의 치료 및 예방 ·········이종철·99

1. 궤양 치료의 목표 /99 2. 궤양 치료에 영향을 미치는 요소들 /99 3. 내과적 치료의 원칙 /102

제3장 기능성 위장장애편

기능성 위장장애의 개요 ············박경남·111

1. 임상소견 /112 2. 객관적인 검사소견 /115 3. 치료 /117

기능성 위장장애의 원인 ·······················118

기능성 위장장애의 증상 ·······················124

1. 과민성대장증후군 /124

기능성 위장장애의 진단 ············선희식·131

기능성 위장장애의 치료 ············박인서·137

1) 일반 원칙 /137 2) 환자에 대한 지도 및 교육 /138 3) 음식 /139 4) 약물치료 /143 5) 정신치료 /146 6) 예후 /149

기능성 위장장애의 예방 ···············장 린·151

제3장 위장병의 치료와 식사편

제1부 소화기(消化器)의 기능과 구조 ······유동준·157

1. 위장을 잘 알자 ················158
2. 창자를 잘 알자 ················165
3. 간장을 잘 알자 ················171
4. 담낭을 잘 알자 ················176
5. 췌장을 잘 알자 ················178

제2부 소화기에 나타나는 질병 ···············183

1. 위장에서 생기는 질병과 원인 ···182
2. 장에서 생기는 질병과 원인 ······197
3. 간장에서 생기는 질병과 원인 ···210
4. 담낭에서 생기는 질병과 원인 ···218
5. 췌장에서 생기는 질병과 원인 ···221

제3부 궤양의 예방과 기초지식 〔문답편〕···225

궤양이 생기는 이유 ···············226

제5장 위장병의 민간요법편

건강에 효과적인 약초부터 과일까지 ······263

1) 민들레에는 건위작용이 있다 /263
2) 무화과술은 변비에 좋다 /265
3) 알로에술은 식욕을 증진시킨다 /266
4) 결명자 차는 변비에 효과적이다 /267

5) 설사를 중지시키는 이질풀 /268
6) 쓰기때문에 효과가 있는 자주쓴풀 /269
7) 급성위염의 '구세주' 산초 /270
8) 생강의 무서운 살균력 /271
9) 위암에 효과적인 황련 /272
10) 주목되는 고추나물술 /273
11) 무 /274
12) 참기름은 장수의 비약 /274
13) 진피는 감기와 위장병을 예방한다 /275
14) 순채는 궤양의 구세주다 /276

제1장
만성 위장질환편

만성 위장질환의 개요

강 진 경
연세의대 내과교수

위염이란 위점막의 염증을 의미하며, 임상에서 가장 흔히 보는 질환중의 하나로서 서구에 비해 비교적 자극성이 강한 식이를 취하고 있는 우리나라에서 그 발생빈도가 훨씬 높게 보고되고 있다.

위염은 위점막에 침윤된 염증세포의 종류에 따라 크게 급성과 만성으로 나눌 수 있으며, 위 X선 검사 및 위내시경 검사로 진단할 수 있고, 병리조직학적 소견으로 확진할 수 있다.

실제 임상에서 만성 상복부 증상(소화불량, 심와부 동통, 오심 및 구토 등)을 호소하여 위내시경 검사를 시행한 환자중 약 70% 이상이 위염으로 진단된다.

위염은 초창기엔 단지 형태학적으로만 분류하였으나 질환에 대한 이해가 깊어지면서 최근엔 병인론을 추가한 분류법이 통용되고 있다.

위염 분류의 역사를 살펴보면 1947년 쉰들러(Schindler)는 만성위염을 표재성, 위축성 및 비대성 위염으로 분류하였고, 1970년 스피로(Spiro)는 종래 표재성 위염과 위축성 위염의 중간형으로 표재성 위축성 위염을 추가할 것을 주장했다.

1972년 화이트해드(Whitehead) 등은 위내시경을 이용한 위점막 및 점막하층 생검을 통해 만성 표재성 위염과 만성 위축성 위염을 구분했으며, 병리조직학적 소견상 염증 반응의 정도에 따라 염증세포의 침윤이 없는 정상조직과, 단핵구만 증가되어 있는 만성 위염, 단핵구와 중성구가 모두 현저히 증가되어 있는 만성 활동성 위염으로 분류했다.

1983년 와렌(Warren)과 마샬(Marshall)이 위염 환자의 위조직에서 헬리코박터 파이로리(이하 H. pylori로 약함)를 처음 분리 배양한 후, 이 세균이 만성 위염의 가장 중요한 원인임이 밝혀지면서 위염의 원인 및 분류에 새로운 장을 열게 되었으며, 이어 1990년 호주 시드니에서 개최된 세계소화기병학회에서 위염에 대한 새로운 분류법을 제창하기에 이르렀다.

시드니 체계(Sydney system)는 크게 조직학적인 분류와 내시경적인 분류로 구성되어 있으며, 위염을 급성 위염, 만성 위염 및 특별한 형태의 위염으로 구분하고 있다. 조직학적인 분류는 위염을 원인, 위치 및 조직학적 형태에 따라 분류, 기술하고 있다.

시드니 체계는 그 분류가 복잡하여 임상에서는 흔히 1973년 스트릭크랜드(Strickland)와 멕케이(Mackay)에 의한 만성 위염의 분류를 사용하고 있다. 이들은 위염을 병리학적, 면역학적, 임상적 특징에 따라 A형과 B형으로 분류했다.

만성 A형 위염은 위저부 및 체부에 흔히 발생하고 무산증 및 악성빈혈을 잘 동반하는 형으로 자가면역이 그 원인일 것으로 생각되고 있다.

만성 B형 위염은 주로 위 전정부에 발생하고 만성 A형 위염보다 흔하며, 헬리코박터 파이로리가 그 원인으로 생각되고 있으며 위궤양 및 십이지장 궤양과 잘 동반된다.

만성 위염과 헬리코박터 파이로리와의 관계

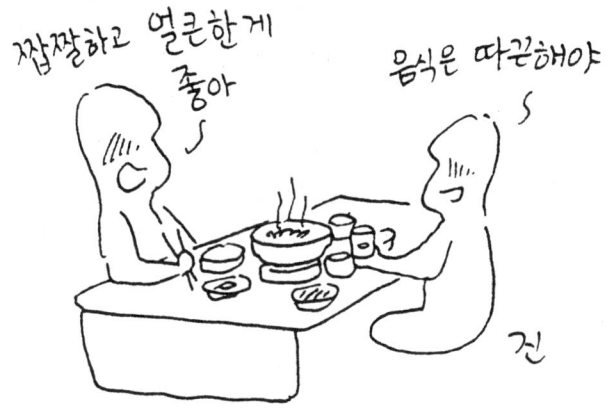

비교적 자극성이 있는 음식을 먹는 우리나라에는 위염이 많다.

1893년 비초제로(Bizzozero)가 포유동물의 위에서 나선형 균주를 발견했다고 보고했으나 이후 거의 연구가 이루어지지 않다가 1983년 와렌과 마샬이 대부분의 만성 위염과 소화성 궤양에서 캄필로박터(Campylobacter)와 유사한 세균이 증식함을 보고하면서 이에 대한 활발한 연구가 시작되었다.

헬리코박터 파이로리는 그람음성, 약호기성의 구부러진 간균으로 편모를 가지고 있기 때문에 운동성이 있다. 이들은 주로 위점막을 덮고 있는 점액층 내에서 발견되며, 위점막 내로 침윤하지는 않는 것으로 알려져 있다. 세균 내에는 우레아제(urease)라는 효소가 있어 위내의 요소(urea)를 분해하여 암모니아를 형성하고, 이것이 위내의 산을 중화시켜 세균의 생존을 도울 것으로 생각된다.

헬리코박터 파이로리는 이 외에도 각종 효소 및 독소를 분비하여 위점막의 점액층을 파괴함으로써 위염을 일으키는 것으로 생각된다. 헬리코박터 파이로리는 현재 내시경을 이용한 조직 검사, 혈청학적 검사, 방사성 동위원소 검사 등을 통해 그 감염 여부를 알 수 있는데 십이지장 궤양 환자의 90%, 위궤양 환자의 70%에서 양성 반응을 나타내 그 병인과 관련된 것이라는 의심을 받고 있으며, 소화성 궤양(특히 십이지장 궤양)의 잦은 재발 원인으로 주목받고 있다.

또한 위의 기질적인 병변이 없으면서 소화불량을 호소하는 환자의 50%에서 양성을 보여, 소화불량 증상과 세균과의 연관성이 논의되고 있으며, 위선암 및 원발성 위 림프종과의 연관 관계도 현재 활발히 연구되고 있다.

헬리코박터 파이로리는 만성 위염 환자의 70%, 만성 활동성 위염 환자의 90%에서 발견되고 있어 아마도 이들 위염의 원인일 것으로 생각된다.

이를 뒷받침하는 증거로는 첫째, 만성 B형 위염과 헬리코박터 파이로리 감염 사이에 통계적 상관관계가 있고 둘째, 만성 위염 환자의 위점막에 존재하는 헬리코박터 파이로리의 수와 중성구의 수가 정비례하며 셋째, 헬리코박터 파이로리가 존재하지 않는 위점막 조직에는 중성구가 거의 침윤되지 않고 넷째, 헬리코박터 파이로리에 대한 치료 후 만성 위염이 호전되며, 다섯째, 만성 위염 환자로부터 배양된 헬리코박터 파이로리를 건강인에게 섭취시키면 상복부 동통 등의 증상이 나타나며, 내시경하 위생검조직에서 중성구 침윤과 헬리코박터 파이로리의 존재가 증명된다는 점이다.

헬리코박터 파이로리에 의한 만성 위염 환자는 정상인에 비해 소화성 궤양 및 위암에 걸릴 확률이 약간 증가된다. 헬리코박터 파이로리는 항생제, 비스무스제제, 제산제를 2~3가지 병합하여 2주간 치료하면 80~90%의 박멸율을 보이는데 현재 소화성 궤양에서의 약물요법은 확정적이나 만성 위염에서의 박멸요법은 아직 연구가 진행되고 있다.

비궤양성 소화불량

소화성 궤양, 악성 종양 등의 기질적 병변이 없음에도 불구하고 지속적이며, 반복적으로 상복부나 심와부의 소화기 관련 증상(포만감, 오심, 통증 등)을 호소하는 것을 비궤양성 소화불량이라고 한다.

위산분비의 이상, 헬리코박터 파이로리, 위장운동 기능의 이상, 식이, 환자의 성격, 사회적 요인 등이 원인으로 연구되고 있으나 아직도 확실한 원인을 밝히지 못하고 있다. 소화성 궤양, 위식도 역류질환, 췌·담도질환, 악성종양 및 심지어 허혈성 심장질환도 비슷한 증상을 나타낼 수 있기 때문에 비궤양성 소화불량이라고 결론을 내리기 전에 충분한 검사를 통하여 기질적 병변을 제외시키는 것이 중요하다.

특히 증상이 반복되거나, 일반적인 치료에 반응이 없거나, 고령인 경우엔 기질적 병변을 먼저 생각해야 한다.

검사방법으로는 각종 혈액검사, 위내시경 검사, 초음파 등의 방사선학적 검사 및 특수검사(식도 내압검사, 위 배출능검사 등)가 있다. 일단 비궤양성 소화불량으로 진단을 받으면 흡연·음주·커피(카페인이 제거된 것) 등을 삼가하고 먹어서 증상을 유발하는 음식을 피해야 하며, 위의 방법이 효과가 없을 때는 의사와 상의하여 제산제, 위장운동 기능개선제 등 적당한 약물치료를 받아야 한다.

만성 위장질환의 원인

송 인 성
서울의대 내과교수

대표적인 만성 위장질환으로서는 만성 위염, 위궤양 및 위암을 들 수 있겠으나, 위암은 암 분야에서 다루어질 것이므로 양성 위장질환인 만성 위염과 위궤양의 원인에 대하여 고찰해 보고자 한다.

만성 위염(慢性胃炎)

만성 위염은 염증의 분포 양상에 따라 A형과 B형으로 나눈다. 위(胃)의 위쪽 반인 위저부와 위체부에 분포하는 A형 위염은 B형에 비해 그 빈도가 낮으며, 경우에 따라서는 비타민 B_{12} 흡수장애를 일으켜 악성 빈혈을 유발하는 경우도 있다.

한편 B형 위염은 위(胃)의 아래쪽 반인 전정부에 고르게 염증이 퍼져 있고, A형 위염에 비해 훨씬 흔하게 발생하며, 나이가 증가함에 따라 그 빈도가 증가한다.

특히 B형 위염은 헬리코박터 파이로리(Helicobacter pylori)라는 세균에 의한 감염과 연관이 있는 것으로 알려져 있다.

진단은 내시경검사와 조직검사로 할 수 있으나 실제로 위염

제1장 만성 위장질환편   23

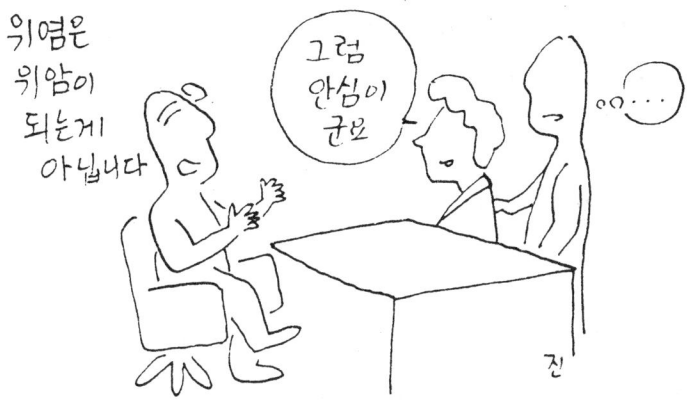

경미한 중상의 위염은 잊고 지내는게 좋다.

의 존재 여부만을 알기 위하여 내시경검사를 시행하는 경우는 거의 없다. 왜냐하면 내시경검사의 주된 목적은 소화성 궤양이나 위암을 발견하고, 발견된 궤양이나 위암의 조직검사 및 치료에 따른 경과 관찰이기 때문이다.

　만성 위염과 복통, 소화불량, 속쓰림 등의 증상과는 별로 관련이 없는 경우가 많으므로 굳이 이 병을 없애려고 노력할 필요가 없으며, 악성 빈혈이 동반되는 경우에 한해 비타민 B_{12}로 치료하지만 악성 빈혈은 매우 드문 질환이며, 대부분의 경우에는 만성 위염과 무관하다.

　한편, 헬리코박터 파이로리라는 균은 위염의 한 원인으로 알려져 있어서 2주일 내지 4주일 동안 항생제를 투여하면 조직검사상 위염의 정도가 호전되지만, 소화불량, 위통이나 속쓰림 등의 증상은 그대로인 경우가 많은 것을 경험하게 된다. 따라서 위내시경 검사상 위염으로 진단되었다고 해도 주관적인 증상이 경미하거나 전혀 없는 경우에는 위염이라는 진단 자체를 잊고 지내는 것이 정신 건강상 좋다. 왜냐하면 위염을 오래 방치한다고 하여 이것이 위궤양이나 위암으로 넘어간다는 증거가 없기 때문이다.

위궤양(胃潰瘍)

위궤양은 위의 점막이 파괴되어 헐은 것으로 그 발생에 대해서 최근까지 새로운 사실들이 많이 밝혀졌으나 아직도 모르고 있는 부분이 더 많으며, 새로운 사실이 밝혀지면 그에 따라 또다시 새로운 문제가 계속 제기되고 있다. 따라서 본 고찰에서는 위궤양의 발생기전에 관한 최근까지의 연구 결과들을 정리하여 보고자 하는데, 먼저 위산이나 펩신과 같은 공격인자와 여러가지 점막 방어인자들의 작용기전에 대해서 알아보고, 이들이 실제로 위궤양의 발생에 있어서 어떠한 역할을 하고 있는지에 대해서 살펴보며, 나아가 위궤양을 유발하는 여러가지 위험인자들에 대하여 고찰해 보고자 한다.

1. 위궤양의 발생기전

인체의 위에서는 섭취한 음식물을 분해, 소화시키기 위하여 위산과 펩신이 분비되는데, 정상인에서는 이들이 자신의 위점막에는 손상을 주지 않도록 하는 절묘한 방어기전이 작동되고 있다.

이러한 방어기전에 속하는 것으로 위점액, 중탄산이온 분비, 위점막 세포 자체 등이 있다. 그러나 어떠한 원인에 의하여 이러한 방어기전이 고장나면 섭취한 음식물만을 분해 소화해야 할 위산과 펩신이 자신의 위점막을 깎아 먹어 위가 헐게 되는 것이다. 이것이 위궤양의 발생기전에 관한 유력한 가설이다.

그러나 실제의 연구 결과들은 그렇게 단순하지 않다. 그 예로서 위궤양 환자에게는 위산이 정상인보다 많이 분비되어야 할 것 같으나 이러한 예측과는 달리 대개 정상 범위내에 있다. 뿐만 아니라 일부 환자에서는 위산의 분비가 정상인보다 오히려 감소되어 있는데, 이는 궤양과 자주 동반되는 위염에 의한 2차적인 현상으로 생각되고 있다(자주 동반된다고 하여 원인이 된다는 뜻은 아니다).

한편 일부 위궤양 환자나 십이지장에도 궤양이 발생한 환자의 일부에서는 위산 분비가 증가되어 있는 경우도 있다. 위산을 분비하지 못하는 무산증 환자의 일부에서도 위궤양이 발생한다는 보고도 있어 위궤양의 발생에 위산과 펩신이 어떠한 역할을 하고 있는지에 대해 구미 선진국을 비롯한 여러 나라에서 수십년을 연구해 왔음에도 아직 잘 모르고 있는 실정이다.

방어기전 중의 하나인 위점액은 위점막 세포에서 분비되는

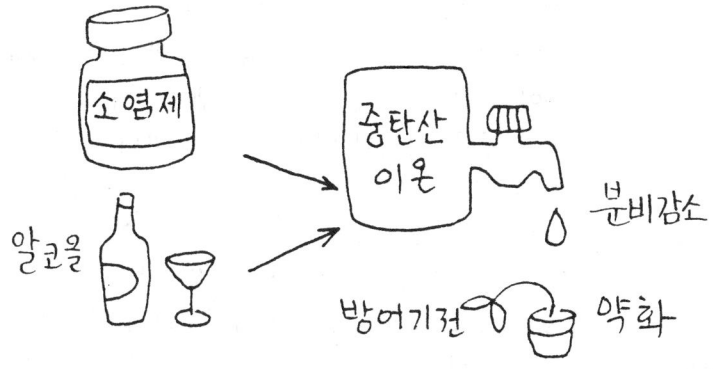

위벽의 방어기전이 약해지면 궤양이 생긴다.

데 펩신과 같은 공격인자로부터 위점막이 파괴되는 것을 방지하는 역할을 하고 있다.

위궤양 환자에서 이러한 위점액 분비의 이상이 위궤양의 발생에 어떠한 역할을 하고 있는지에 대해서 아직 논란이 있는데 점액 분비가 감소되어 있다는 주장과 그렇지 않다는 주장이 있다.

중탄산이온은 위 상피세포에서 분비되는데, 비스테로이드성 소염제나 알코올과 같은 물질에 의해서는 분비가 감소된다. 위궤양 환자에서 이러한 중탄산이온의 분비 능력이 감소되어 있는지의 여부에 대해서는 아직 잘 밝혀지지 않았다.

2. 위궤양과 관련된 위험 요인

1) 나선형 세균의 감염

나선형 세균인 헬리코박터 파이로리 감염은 위나 십이지장의 염증과 깊은 관련이 있는 것으로 알려져 있다. 위궤양 환자에서는 약 80%, 그리고 십이지장 궤양 환자에서는 95% 이상의 환자에서 헬리코박터 파이로리의 감염이 발견되기 때문에 헬리코박터 파이로리는 소화성 궤양의 발생에 어떤 역할을 하리라고 기대되고 있다. 그러나 이러한 헬리코박터 파이로리의 감염이 궤양 형성 자체의 원인인자가 아니라 다른 원인에 의해 생긴 궤양에 단지 기생하고 있을 뿐이라는 주장이 있으며, 아직까지 위궤양을 일으킨다는 직접적인 증거도 부족하다. 따라서 위궤양의 발생에 있어 헬리코박터 파이로리의 역할에 대해서는 아직 논란이 많다.

한편 헬리코박터 파이로리와 위궤양과의 관계가 아직 불확실하기는 하지만 헬리코박터 파이로리의 감염과 위염, 그리고 십이지장 궤양과의 관계에 대해서는 위궤양보다 좀더 연관성이 큰 것으로 알려져 있다.

2) 비스테로이드성 소염제

비스테로이드성 소염제, 특히 아스피린과 같은 약제는 위와 십이지장의 점막에 출혈과 미란(궤양보다 얕은 정도가 약한 것), 그리고 궤양과 같은 다양한 병변을 유발할 수 있다.

비스테로이드성 소염제를 복용했을 때 위점막에 급성 손상 뿐만 아니라 만성적인 위궤양도 일으키게 된다. 비스테로이드성 소염제는 궤양에 의한 출혈이나 천공(장에 구멍이 나는 것)과 같은 합병증의 빈도도 증가시키는데 류마치스 관절염 환자에서 비스테로이드성 소염제를 복용한 환자는 그렇지 않은 환자들보다도 궤양의 합병증에 의해 입원하는 빈도가 약 9배 정도 높아진다는 연구보고가 있다.

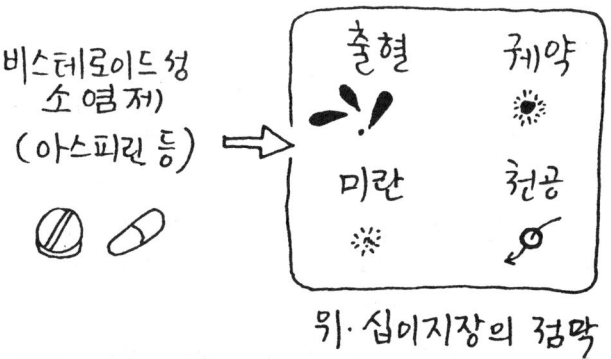

아스피린과 같은 비스테로이드성 소염제는 위와 십이지장의 점막에 다양한 병변을 일으킨다.

비스테로이드성 소염제를 투여받았을 때 특히 궤양이 잘 발생하거나 합병증의 위험이 높은 사람은 과거 소화성 궤양을 앓았던 과거력이 있거나 흡연자, 알코올 관련 질환 등을 가지고 있는 사람들이다.

비스테로이드성 소염제의 투여 용량이 높아질수록 궤양의 발생 빈도 따라서 높아지는데, 어느 정도의 용량이 비교적 안전한지에 대해서는 아직 밝혀져 있지 않다.

한 연구에 따르면 아스피린을 하루 325mg(성인용 아스피린 한알 보다 약간 적은 양) 이상 복용하면 궤양 발생의 위험이 눈에 띄게 증가하는 것으로 보고되고 있다.

비스테로이드성 소염제 투여 기간과 궤양의 발생 관계 역시 아직 잘 밝혀져 있지 않지만, 궤양으로 인한 합병증이 비스테로이드성 소염제를 복용한지 수일 이내에서 부터 수년 이후에까지 발생될 수 있고, 전체 합병증 발생의 25% 정도는 1개월 이내에 일어난다고 보고되고 있다. 비스테로이드성 소염제에 의한 합병증 발생 부위는 위와 십이지장 양쪽의 빈도가 거의 비슷하다.

3) 흡 연

위궤양 환자들은 궤양이 없는 사람들보다 담배를 많이 피우고, 피우는 담배의 양이 많을수록 위궤양의 발생빈도가 높아진다는 역학적 보고가 있기는 하지만 흡연 자체가 위궤양을 일으킨다는 확실한 증거는 아직 없다.

또한 십이지장 궤양에서는 흡연이 궤양의 치유를 더디게 하고, 재발의 빈도도 높인다고 알려져 있는데 위궤양에 대한 이러한 영향에 대해서는 아직 잘 밝혀지지 않았고 단지 십이지장

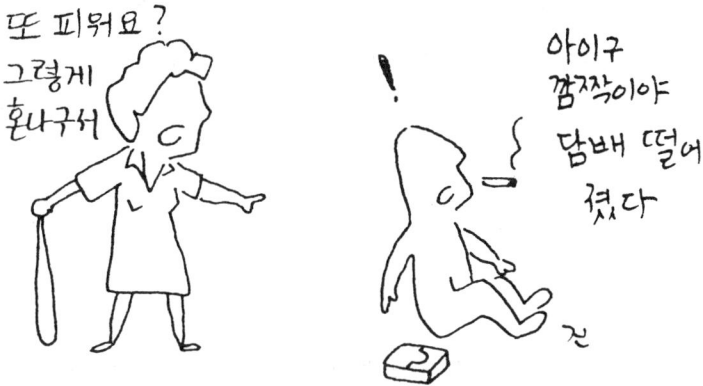

십이지장 궤양의 치유는 담배로 늦어진다.

궤양에서와 비슷하게 치유를 늦추고 재발도 잘 일으키리라는 추정만 있다.

만약 흡연이 궤양을 발생시킨다면 가능성 있는 기전으로서 흡연이 위산 분비를 촉진시킨다는 주장이 있으나 아직 상반되는 견해가 많다.

4) 위 염

위궤양 환자의 궤양 주위에서는 만성 위염이 흔히 동반되기 때문에 이 2가지는 서로 밀접한 관계가 있으리라는 추정이 있으나 만성 위염이 위궤양에 선행하는 원인인자인지 아니면 위궤양이 발생한 뒤 생기게 된 2차적인 현상인지에 대해서는 아직 밝혀지지 않았다. 따라서 위염이 대부분의 위궤양 발생의 주요 원인 요소가 될지에 대해서는 아직 불확실하다.

5) 알코올

알코올이 위염은 유발하지만 위궤양까지 일으킨다는 증거는 아직 없다. 그리고 기존에 궤양을 가지고 있던 환자에 대해서는 궤양의 치유를 더디게 한다는 주장이 있는가 하면 적당량의 음주는 오히려 궤양의 치유를 촉진시킨다는 주장도 있는데 아직 확실하지 않다.

6) 위 운동장애

이론적으로 위 운동의 장애가 있으면 이로 인하여 위에서 십이지장으로의 음식물 배출 능력이 감소하여 위에서 음식물이 머무는 시간이 길어지게 되고, 그만큼 위에서의 위산이 많이 분비되게 되며, 나아가 위벽이 위산에 노출되는 시간이 길어져 위궤양이 잘 발생될 것이라고 추정해 볼 수 있다.

실제로 위궤양 환자에서 위의 배출능력이 감소되어 있고, 위궤양이 치유되면서 위의 운동성도 좋아지는 것이 발견되었다. 그러나 위 운동 장애와 위궤양 발생간의 인과관계까지는 아직 밝혀지지 않았고, 단순한 연관성도 극히 일부의 위궤양 환자들에게서만 관찰되기 때문에 위 운동장애가 위궤양을 일으키는 주된 기전으로 보기는 어렵다.

7) 기타 위험 요인들

특정 식사의 종류나 카페인, 그리고 정신적인 스트레스가 위궤양을 잘 유발한다고 주장되기도 하지만 논란이 많으며, 이러한 위험 요소를 측정하는 연구 방법론에 있어서도 아직 문제가 많아 연구 결과를 그대로 받아들이는데 제한 되고 있다.

한편 간경변증 환자와 만성 폐질환 환자에서는 위궤양의 발병률이 높은 것으로 알려져 있다.

3. 요 약

　위궤양에 대해 최근 많은 사실들이 새로 밝혀지고 그동안의 연구 결과들이 계속 축적되면서, 궤양의 발생기전을 밝히고 이를 바탕으로 궤양을 치료하는데 계속되어 많은 진보가 있어 왔다.
　위궤양의 발생기전에 있어서 공격인자의 증가보다는 점막 방어인자의 결함이 더욱 문제될 것이라는 견해가 현재까지 우세한데, 어떤 가설이든 대다수의 환자를 설명할 수는 없고, 오직 일부의 환자에게 있어서만 적용될 수 있기 때문에 아직 위궤양의 주된 병태 생리에 대해서는 잘 모르고 있는 실정이다.
　따라서 위궤양의 병태 생리를 이해할 수 있으려면 이 분야에 있어서도 향후 더 많은 연구 결과의 축적이 요구되고 있다.

만성 위장질환의 증상

장 린
경희의대 내과교수

　만성 위장질환이라고 하면 십이지장 궤양, 위궤양, 만성위염 등이 포함되는데 이 세가지 질환의 증상에 관해서 알아보도록 하겠다. 그러나 이 세가지 질환의 증상이 유사하기 때문에 증상만으로 구별하기는 어렵고 특히 우리나라에 많은 위염과의 감별 진단에는 위내시경 등의 검사가 필수적이라는 점을 먼저 말하고 싶다.
　또 십이지장 궤양, 위궤양 등 소위 소화성 궤양은 증상이 없는 경우도 상당수에 이른다는 것이 최근에 밝혀지고 있다. 특히 비스테로이드성 소염진통제를 복용했을 때 생기는 소화성 궤양이나 위산 분비억제제 복용중에 재발하는 소화성 궤양에서는 통증이 없는 수가 많으며, 이는 우리나라에서도 앞으로 검토되어야 할 문제라고 생각된다.

십이지장 궤양의 증상

　십이지장 궤양은 한번 앓고 나면 끝나는 것이 아니라 본질적

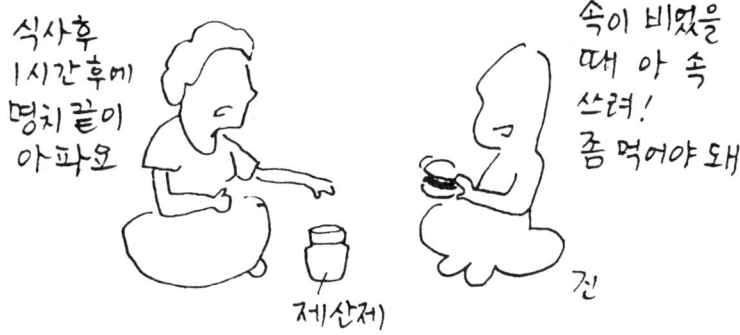

십이지장 궤양의 통증은 식사시간과 관계가 많다.

으로 자꾸 재발하는 만성 질환이다. 십이지장 궤양의 가장 흔한 주증상은 심와부(心窩部)의 동통이다. 이 심와부 동통은 명치 아래가 타는듯 하고 날카롭게 파고 드는 듯 아픈 것이 전형적인 통증인데, 그렇지 않은 경우도 있어서 단순히 결리듯이 아플 때도 있고, 또 명치 끝이 더부룩하기만 할 때도 있다. 이 때 심와부를 누르면 아픈 증상, 소위 압통도 있을 수 있다.

또한 명치끝 쪽이 아니고 조금 오른쪽으로 치우쳐서 아플 때도 있다. 십이지장 궤양의 통증은 비교적 식사시간과 관계가 많은데, 식사후 1시간 반 내지 3시간 후 속이 비었을 때 나타나는 특징이 있으며, 음식물이나 제산제를 먹으면 몇분 내에 통증이 사라진다. 통증때문에 밤에 자다가 깨는 수도 있으며, 통증의 정도에는 개인차가 있고 통증없이 궤양이 재발되는 수도 많다. 이런 통증은 몇일에서부터 몇달까지 갈 수 있으며, 일단 통증이 가라앉으면 몇달에서부터 몇년까지도 괜찮다가 또 재발하곤 한다. 그 외에도 소화불량, 속쓰림 같은 증상이 수반될 수 있다.

십이지장 궤양은 출혈, 천공 등 여러가지 합병증이 생길 수 있는데 이런 합병증이 생기면 증상에 변화가 온다. 궤양 부위에서 출혈을 일으키면 토혈을 하거나 대변이 짜장처럼 쌔까맣게 되어서 나오는 흑색변이 생긴다.

또 궤양 부위에 천공이 생기면 갑자기 복부 전체가 몹시 아프게 되고, 시간이 지나면서 복벽이 나무판자 같이 딱딱하게 된다.

오랫동안 앓으면 십이지장이나 위 전정부와 십이지장 구부의 연결 부위인 유문부(幽門部)가 좁아지고 심할 때는 완전히 막히게 되는데, 이때는 구토 증세도 나타나고 음식물을 먹으면 오히려 더 아프게 된다.

한편 소화성 궤양은 췌장 등으로 파고 들어갈 수도 있는데 이렇게 되면 등쪽이나 좌우 상복부 쪽으로 뻗치는 통증이 나타난다. 이상 여러가지 증상을 말했으나 통증이 없는 궤양도 있다는 것을 강조하고 싶다.

위궤양의 증상

십이지장 궤양과 마찬가지로 심와부(心窩部) 동통이 가장 흔한 증상이나 십이지장 궤양에 비해서는 그 증상이 전형적이지 못하다.

위궤양의 통증은 식후 30분 내지 1시간 30분 후에 나타나고 속쓰림도 같이 올 수 있다. 이때는 음식물을 먹어도 통증이 잘 없어지지 않고 오히려 더 심해지는 수도 있다.

그외에 위궤양에서는 위 전정부의 협착이나 폐쇄가 없어도 오심, 구토 등의 증상이 수반될 수 있다. 위궤양도 십이지장 궤양처럼 치유되었다가 재발하는 경우가 많다.

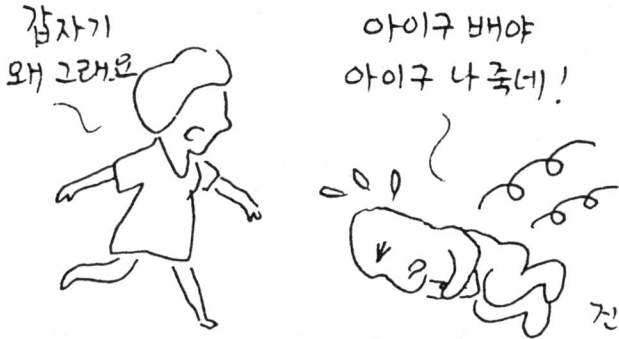
천공이 생기면 복막염이 되어 응급처치를 해야 한다.

합병증으로는 출혈이 가장 흔하고, 이때는 토혈이나 흑색변 등의 증상이 나타난다. 다음으로 천공이 생길 수 있는데 갑자기 배가 몹시 아파지고, 복벽이 나무판자처럼 딱딱해지는 복막염의 증상이 나오게 된다.

궤양이 유문부(幽門部)나 전정부(前庭部)에 있을 때는 협착이나 폐쇄증이 생기는 수가 있는데 이때는 오심, 구토의 증상이 생길 수 있다. 위궤양 때도 십이지장 궤양 때처럼 통증이 없는 경우가 상당수에 이른다는 것을 말하고 싶다.

만성 위염의 증상

위점막이 헐어서 깊이 패이는 병소(病巢)를 궤양이라 한다면 만성 위염은 그 깊이가 위점막에 국한되는 경우를 말한다. 만성 위염은 한가지 원인에 의해서 생기는 질환이 아니기 때문

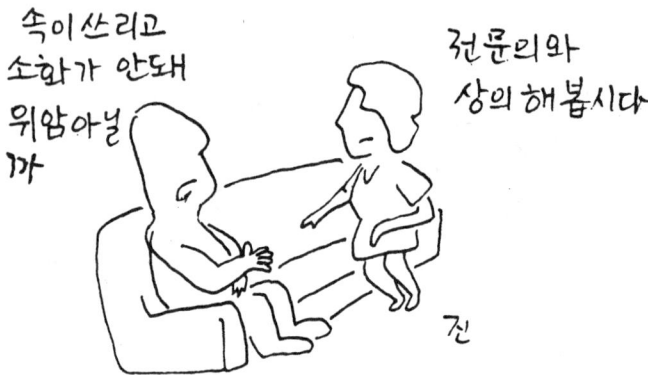

증상만 가지고 감별진단하기는 힘들다. 반드시 전문의와 상의하자.

에 그 증상이 매우 다양하다. 즉 상복부 불쾌감이나 통증이 나타나며, 조금만 먹어도 배가 부르고 복부 팽만감을 느끼면서 가스가 차고 식욕이 없으며, 구역질이 나고 심하면 음식을 먹은 후 토하는 수도 있다. 따라서 소화성 궤양으로 인한 증상과 구별되지 않는 경우도 적지 않다.

지금까지 십이지장 궤양, 위궤양, 만성 위염의 증상을 설명했으나 실제로는 증상만으로 진단하는 것은 쉽지 않다. 특히 위암과의 감별 진단이 중요하기 때문에 자가 진단은 금물이며, 반드시 전문의와 상의하고 위내시경 등의 검사를 받아서 확실한 진단을 내려야 한다는 것을 다시 한번 강조하고 싶다.

만성 위장질환의 진단

이 종 철
삼성의료원 소화기내과 과장

 만성 위장질환은 그 종류가 다양하여 정확한 감별 진단을 하는 것이 중요하다. 만성 위장질환의 진단을 위해서는 우선 세심하게 병력을 청취하고 철저한 진찰을 하고 난후, 기질적인 질환의 감별을 위한 위내시경 검사 등의 시행과 위의 기능장애의 감별을 위한 여러가지 위장 운동성 검사를 시행하게 된다.

1. 병력 및 진찰소견

 정확한 병력의 청취를 통해 환자의 증상을 분석하게 되면, 병이 왜 발생하게 되었는지 이해하는데 도움이 되며, 이후 진단을 위한 계획을 세울 수 있게 된다. 따라서 환자 자신이 이러한 증상들을 완벽하게 분석한 후 병원을 찾을 수는 없겠지만, 담당의사를 면담하기 전에 머리속에서 자신의 증상을 한번쯤 돌이켜 보면 향후 진단 및 검사에 크게 도움을 받을 수 있다. 혹자는 병원에서 검사하면 될 것이지 왜 그리 물어보는 것이 많은가 하고 의아하게 생각할지 모르지만, 철저한 증상의 분석이 없이는 아무리 값비싼 검사, 예를 들면 복부단층촬영(CT)이나 핵자기공명촬영(MRI)등을 하더라도 정확한 진단을 내릴 수 없을 뿐만 아니라 오히려 진단에 혼란을 가져 오는 경우

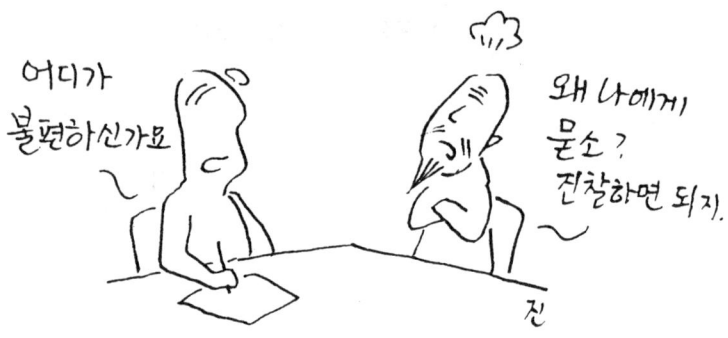

철저한 증상의 분석이 없이는 최신 진단기기도 소용없는 경우가 있다.

가 종종 있다.

또한 어떤 검사를 행할 것인지는 이러한 철저한 증상분석과 진찰 결과를 토대로 이루어져야 하기 때문에 소화불량, 구토, 속쓰림이나 복통 등의 증상이 있는 경우에는 병원을 찾기 전에 스스로 한번쯤 자신의 증상에 대한 분석을 해볼 필요가 있다. 즉, 이러한 증상이 언제부터 생겼는지, 식사와는 어떤 관계가 있는지, 새벽녘에나 아침 공복시에 속이 몹시 쓰리고 아프다가 우유를 마시거나 식사후에 증상이 가라앉는지, 또는 식사를 하면 이러한 증상이 더욱 더 악화되는지, 이럴 경우 식사후 어느 정도의 시간이 경과하면 증상이 심해지는지, 복통이 있다면 복부의 어느 부위가 아픈 것인지, 아픈 경우 얼마나 자주 아픈 것인지, 한번 아프기 시작하면 얼마나 오래 지속되는 것인지, 식욕은 있으나 식사하면 배가 아파서 식사를 못하는 것인지, 혹은 식욕 자체가 떨어진 것인지 등을 고려해야 한다.

또한 체중감소나 발열 등의 전신적인 증상이 동반되는지 확인해야 하며, 그밖에도 과거에 소화기 계통의 질환을 앓은 적이 있는지, 최근에 복용하고 있는 약물이 있는지 등도 고려해

제1장 만성 위장질환편   39

야 한다.
　이러한 자기진단의 결과는 철저한 진찰 또한 만성 위장질환을 감별하는데 매우 중요하다. 또 진찰 소견으로 만성 위장질환에 의한 합병증의 발생 유무를 확인할 수 있으며, 응급 수술을 시행해야 하는지 여부를 결정할 수 있다. 즉 빈혈과 혈변 또는 피를 토하는 경우에는 위장관의 출혈을 생각해야 하며, 심한 복통후 복부를 누르거나 뗄때 심한 통증이 발생하면 위장천공(穿孔)에 의해 복막염이 생긴 것이므로 빨리 응급 수술을 시행해야 한다.

2. 기질적 질환의 진단

1) 내시경검사 및 위 X선 검사

　기질적인 만성 위장질환으로는 크게 만성 위염과 소화성 궤양 및 악성 위궤양, 즉 위암 등이 있다. 만성 위염의 진단은 대

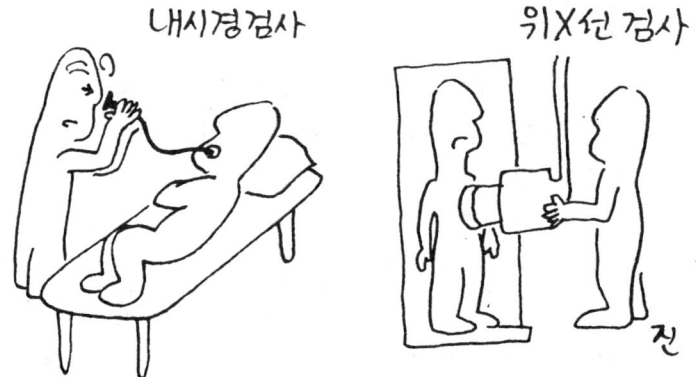

기질적 위장질환의 진단으로 내시경검사, 위 X선 검사가 기본적이며 조직검사가 곁들이게 될 때가 있다.

부분 위내시경을 통해서 이루어진다.

　내시경 검사를 해보면 위점막이 붉게 변해 있거나, 송곳으로 긁어 놓은 것 같은 미란이 있거나, 출혈이 있거나, 점막이 얇아 보이는 위축이 있을 수 있다. 그러나 증상이 심한 경우에도 내시경검사를 했을 때 위속에 아무런 이상이 없는 경우가 있으며, 내시경검사시 심한 위염의 소견이 있는 데도 불구하고 아무런 증상이 없는 경우도 많다.

　소화성 궤양은 위 X선 검사나 내시경검사로 쉽게 진단을 내릴 수 있다. 그러나 위 X선 사진상의 궤양 형태나 내시경을 통한 육안 소견만으로는 양성과 악성의 감별이 어려운 경우가 종종 있기 때문에 위궤양이 발견되면 반드시 조직검사를 해서 악성 위궤양 여부를 확인해야 한다.

　소화성 궤양의 치료 후에는 경과 관찰을 위해서 내시경검사를 시행할 수 있으며, 특히 8주간의 적절한 치료에도 불구하고 증상이 지속되면 합병증이나 악성 궤양 여부를 내시경검사를 시행하여 확인해야 한다.

　또한 소화성 궤양 환자가 혈변이 생기거나 피를 토하게 되면 소화성 궤양의 합병증으로 위장관 출혈이 생긴 것을 의심하고 내시경검사를 시행해야 한다. 특히 위장관 출혈시는 위내시경을 통해 진단뿐만 아니라 레이저 치료, 전기 조작술 또는 알코올 주입 등의 방법으로 출혈을 치료할 수도 있다.

　한편 소화성 궤양 환자가 음식을 먹은 후 구토 증세가 있으면 궤양의 합병증으로 위장관이 좁아진 것을 의심하여 내시경검사나 위 X선 검사를 시행하여 수술 여부를 결정해야 한다.

　악성 위궤양, 즉 위암의 진단은 위 X선 검사나 내시경검사로 진단을 내릴 수 있다. 특히 조직 속으로 깊이 침윤되지 않은 조기 위암은 증상이 거의 없거나 소화불량과 같은 비특이적인 증상만을 보이는데, 위 X선 검사나 내시경검사상 양성의 소화성 궤양과 감별되어야 하며, 간혹 병변이 매우 작아 진단에 어려움이 있는 경우도 있다.

이러한 조기위암은 외과적 수술로서 거의 완치가 가능하므로 이의 발견을 위해 나이 40세 이후에는 1년에 한번 정도 내시경검사를 받아 보는 것이 좋다.

2) 헬리코박터 파이로리(Helicobacter pylori)의 진단

최근 헬리코박터 파이로리라는 세균이 만성 위염 환자의 위 점막에서 발견되면서 이 세균에 대한 관심이 증가되고 있다. 이 세균은 만성 위염을 일으키는 중요한 요인으로 알려져 있으며, 헬리코박터 파이로리 감염에 의한 위염시는 소화성 궤양과 위암의 발생 위험도가 증가된다는 보고도 있으나, 정상인의 위 점막에서도 이 세균이 발견되므로 아직까지는 논란이 많은 실정이다.

이 세균은 십이지장 궤양의 재발과 밀접한 연관이 있는 것으로 알려져 있어 항균요법을 통한 궤양의 재발 방지 치료가 시도되고 있다.

위점막 내의 헬리코박터 파이로리의 존재 여부를 검사하는 방법으로는 위내시경으로 생검을 하여 생검조직을 염색해 보는 방법과 직접 생검조직을 배양하여 세균을 검사하는 방법이 있다.

한편 이 세균의 특징을 이용한 간접적인 진단 방법으로는 이 세균이 우레아제(urease)라는 효소의 활성도가 높은 것을 이용하여 생검조직 내의 우레아제 활성도의 증가를 보는 CLO 검사가 있으며, 우레아제에 의해 위내에 들어온 요소가 암모니

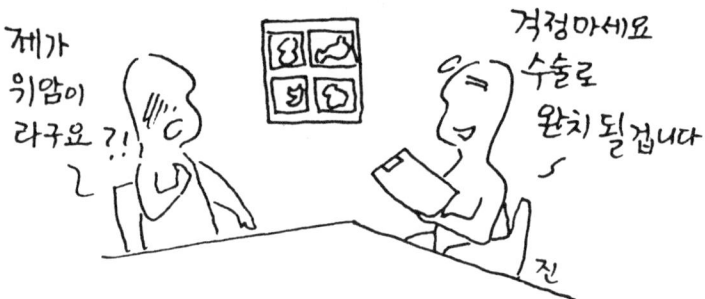

조기 위암은 수술로서 거의 완치될 수 있으므로 조기진단이 중요하다.

아와 이산화탄소를 측정하는 우레아 호기검사(urea breath test)와, 암모니아에 의해 위내 산도가 알칼리화 되는 것을 색소를 이용하여 검사하는 색소 내시경 검사법이 있다. 그밖에도 혈청내 헬리코박터 파이로리에 대한 항체를 측정하는 방법도 있다.

3. 기능장애의 진단

위장에 기능장애가 있는 환자들은 식욕부진, 식후 복부 불쾌감, 속쓰림, 복통, 구역, 구토 등의 증세를 호소하며, 증세가 심할 때는 흡수장애나 전해질 이상 등의 합병증이 생길 수도 있다.

임상에서 위의 기능장애는 기질적 병변에 의한 경우가 10~15%에 해당하며, 나머지 85~90%는 원인미상으로 알려져 있다.

최근 이들 기능장애의 50~60% 이상은 위 운동장애에 기인하고 있음이 보고되었으며, 위 운동장애가 없는 소화불량 환자의 약 40% 정도에서 이들 기능장애의 원인이 담즙산 역류에 기인함이 보고되었다.

위의 운동성 질환이 의심되면 우선 소화기 계통에 기질적인 질환이 있는지, 소화기 계통이 아닌 다른 장기의 질환이 있는지를 먼저 확인하고 난 후 위운동의 이상 유무를 검사해야 한다.

1) 위내용물 배출시간 측정

위운동의 이상유무를 알아보기 위한 방법의 하나로 위내용물 배출시간을 측정하는데, 여기에는 위장관 삽관법(插管法), X선 조영술, 초음파를 이용한 방법, 방사성동위원소를 이용한 핵의학적 방법 등이 있다.

이 중에서 핵의학적 방법은 비혈관적으로 소량의 방사능 조사로도 생리적인 위배출 기능을 정량적으로 측정할 수 있고, 반복해서 검사하기가 용이하여 가장 널리 이용되고 있다.

방법은 소량의 방사성동위원소가 부착된 음식물을 섭취한 후 일정시간 간격으로 위내 방사성동위원소의 양을 측정하는

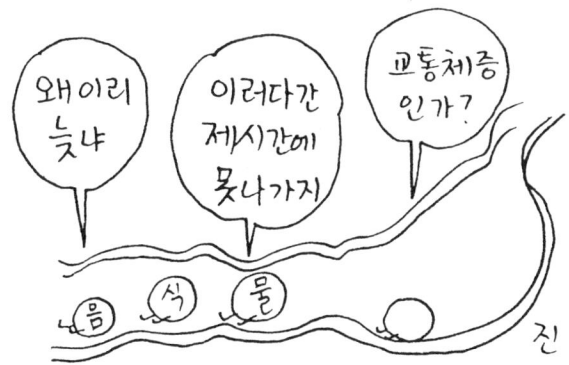

기능성 소화불량 환자들은 위내용물 배출시간을 측정해 보자.

것이다.

연구에 의하면 기능성 위장장애 환자의 약 반수에서 위내용물 배출시간이 지연되어 있다고 한다. 따라서 오랫동안 별다른 원인없이 상부위장관 증상을 호소하는 이른바 기능성 소화불량증 환자들은 위내용물 배출시간을 측정해 보는 것이 좋다.

2) 위 근전도(筋電圖)

위는 정상적으로 공복시 1분에 3회의 규칙적인 수축을 한다. 그러나 원인불명의 구토나 기능성 위장장애 환자에서 이러한 정상적인 리듬대신 불규칙한 리듬이 나타나는 경우가 발견되어 위의 비정상적인 전기적 활성도가 기능성 위장장애의 한 원인으로 생각되고 있다.

위의 전기적 활성도를 측정하는 방법은 튜브를 통해 위점막에 전극을 부착하거나, 복부에 전극을 부착하여 밖으로 측정하거나 또는 두가지 방법을 동시에 이용하는 방법 등이 있다.

3) 담즙 역류의 측정

담즙이나 췌장액 같은 소장 내용물의 위역류는 만성적인 알칼리성 위염과 상부위장관 증상을 유발시킨다. 이러한 담즙 역류를 측정하는 검사 방법은 핵의학적 검사, 위액 흡인검사, 24시간 위산도 검사 및 24시간 활동성 위내 빌리루빈 검사 등이 있다.

4) 위산분비 측정검사

위산과다 증상을 호소하는 많은 환자중 실제로는 위산과다와 무관한 경우가 많다. 따라서 이러한 환자들에서 실제로 위산분비가 많은지 여부를 확인하는 것이 중요하다.

또한 위의 저산증(低酸症) 및 무산증(無酸症)이 위암의 한 원인으로 시사되고 있으므로 위산분비 측정검사를 통해 위암과의 연관성을 검사할 수도 있다.

만성 위장질환의 치료

박 경 남
한양의대 내과교수

소화성 궤양은 위나 십이지장 점막이 어떤 원인에 의해 움푹 패인 상처를 말하고 있다. 따라서 위궤양은 위에 생긴 궤양을, 십이지장 궤양은 십이지장에 생긴 궤양을 말하는 것이다.

또한 위나 십이지장 궤양은 음식물이나 위액(위산과 펩신 : 강산성)에 의한 지속적인 상처의 자극과 위장의 운동 등으로 쉽게 치료가 되지 않는 질병이다.

세계적으로 만연하고 있는 소화성 궤양의 발병률은 평생동안 10명중 1명꼴로 추산되고 있을 정도로 흔하다. 국내 한 역학조사에 따르면 소화성 궤양은 치유나 재발이 반복되는 만성 질환의 양태를 보이며, 십이지장의 경우 그 재발율이 매우 높은 것으로 나타났다. 즉 1년 내에 환자의 60%가 재발되며, 2년만에는 90%에서 재발한다는 것이다.

소화성 궤양은 아직까지 정확한 원인은 밝혀지지 않고 있지만, 하나의 원인이 아닌 스트레스, 불규칙한 식사, 운동부족, 과음, 과식 등의 여러가지 인자가 함께 작용하여 궤양을 일으킨다고 알려져 있으며, 또한 소화성 궤양을 유발시키는 위험인자로는 유전적 요인, 흡연, 정신적 스트레스, 약물, 세균 감염, 만성 신부전증, 알코올성 간경화증, 신장이식, 부갑상선항진증, 만성 폐색성 폐질환, 전신질환 등이 망라된다.

물론 이같은 위험인자들이 위장에 최종적으로 미치는 악영향은 위산과 펩신 등을 과다하게 분비시키는 것이다. 따라서 위산 분비를 억제시키는 약제가 가장 널리 사용되고 있다. 복용을 중단하면 일정기간후 다시 재발하는 악순환이 거듭된다. 이는 헬리코박터 파이로리라는 세균을 제거하지 못한 때문인데, 헬리코박터 파이로리가 위궤양 환자에는 70%, 십이지장 궤양 환자에는 90%가 존재해 위·십이지장 궤양을 일으키며, 재발의 원인도 된다.

위·십이지장 궤양의 가장 기본적인 증상은 복통이다. 궤양 환자의 80%에서 상복부 통증을 호소하고, 합병증이 없는 환자도 이러한 통증을 속이 쓰리다거나 쑤신다고 표현하며, 배가 답답하거나 가스가 찬다고 하는 경우도 있고, 극심한 통증을 호소할 때도 있다.

위궤양은 식후 30분에서 2시간 사이에 통증이 있는데 지속시간은 30분에서 1시간 정도이다. 십이지장 궤양은 식후 3시~6시간 정도에서 통증이 있으나 통증은 음식물이나 제산제에 의하여 쉽게 소실된다.

위궤양과 십이지장 궤양으로 대별되는 소화성 궤양의 치료법이 다양해지고 있다. 소화성 궤양의 주범인 위산의 과다분비를 효과적으로 억제하는 약물과 함께 외과수술 및 내시경적 치료술 등이 소화성 궤양 환자들에게 폭넓게 적용되고 있다.

소화성 궤양에 대한 약물요법에는 기본적인 제산제로부터 산분비 억제제, 위벽 도포제 등 여러가지 항균제 및 항생제가 사용되고 있으며, 이들 약제의 병용으로 치료 효과도 높아지고 있다.

제산제는 수십년간 소화성 궤양의 주된 치료제로 사용되어 왔다. 이상적인 제산제의 요건으로는 강력한 중화력이 있어야 하며, 위장관에서의 흡수가 되지 않고 염분이 거의 없어야 한다는 것이다. 결국 제산제는 위내의 위산을 중화시키는 작용만 있으므로 일시적인(30분 정도) 통증 감소 효과는 있으나, 소화성 궤양의 근본적인 치료는 할 수 없다.

위장질환을 수년간 앓아 본 경험이 있는 사람들은 H_2라는 약제를 기억할 것이다. 산분비 억제제에 속하는 시메티딘, 라니티딘, 파모티딘 및 최근에 개발된 니자티딘 등이 바로 H_2수용체 길항제이다. 이들 약제 등이 현재 가장 많이 사용되고 있는 약이지만 장기간 복용하면 여러가지 부작용이 나타나기도 한다.

또한 이들 산분비 억제제는 제산제와 비슷한 치료율을 보이지만 제산제에 비해 복용이 편리하다는 점 때문에 선호되고 있다. 가장 강력한 위산분비 억제제인 오메프라졸이 최근에 개발

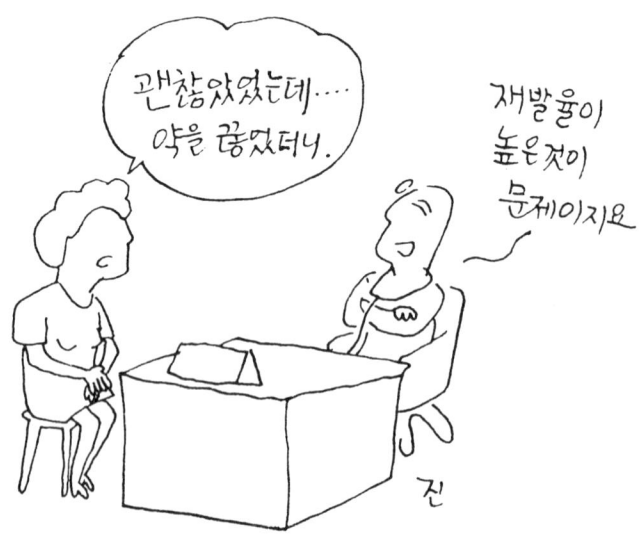

"유지요법"을 안 받으면 재발이 잘된다.

됐다. 그러나 헬리코박터 파이로리를 죽이는 항균작용이 없기 때문에 재발율이 높은 것이 문제점이다.

방어인자 증강제 혹은 위벽 도포제는 위산에 대한 중화작용이나 위산 분비를 억제하는 것이 아니라 말 그대로 손상된 위벽 부위를 코팅하는 약물을 말한다.

수크랄페이트, 프로스타글란딘, 비스모스제제 등은 위장 내부 점막층과 결합, 수소이온(H_2)의 침투를 억제시키는 약리작용을 한다. 이중 비스모스제제가 재발율을 현저히 감소시킨다는 것이 많은 임상연구 결과 밝혀졌다.

이외에도 재발을 방지하는 항생제로 테트라사이클린, 목사실린 등이 있다.

소화성 궤양 환자의 상당수에서 헬리코박터 파이로리라는 세균이 검출되고 있다. 이 세균이 점막의 상피세포를 파괴시켜 다시 위벽에 상처를 만들며, 이 부분을 위산이 자극하면 궤양이 재발하는 악순환을 거듭하게 된다.

이 헬리코박터 파이로리는 위내에 존재하는 그람 음성 간균으로 1983년 호주의 와렌과 마샬 등이 위점막 조직에서 세균을 증명, 배양에 성공하였고, 이 균은 후에 캄피로박터 파이로리라고 명명되었으며, 1989년 다시 헬리코박터 파이로리로 변경되었다.

최근에는 이 세균에 대한 많은 임상연구 결과가 발표되어 만성위염, 위·십이지장 궤양의 유전 및 재발의 원인이 된다는 사실이 밝혀졌다.

이 세균에 감염되어 궤양을 일으킨 환자들에게 위산분비 억제제와 방어인자 증강제를 증상에 따라 병용하면 기대 이상의 치료 효과를 얻을 수 있다.

약물요법 외에 소화성 궤양 환자에게 적용되는 치료법으로 외과적 수술요법과 내시경적 치료가 있다. 위장 내벽에 구멍이 뚫려(천공) 급성 복막염이 발생한 경우나, 식도와 소장의 각각 연결되는 부위가 협착을 일으킨 경우에는 외과 수술이 필요하다.

최근에는 외과 수술의 위험부담을 줄이기 위한 내시경 치료술이 본격적으로 시행되고 있다. 내시경을 통해 99.8%의 에타놀 등의 지혈제를 궤양출혈 부위에 국소 주입하거나 전기조작술과 레이저 시술을 시행할 수 있고, 어떤 경우 출혈성 궤양에 금속 클럽을 내시경을 통해 위장 속으로 삽입시킨 다음 출혈 부위를 묶는 시술이 선별적으로 행해지고 있다.

위·십이지장 궤양의 치료에 있어서 가장 중요한 사항은 재발을 방지할 수 있는 치료약의 선택, 적당한 운동과 심신의 안정 및 적절한 식이요법등이라 할 수 있다.

만성 위장질환의 예방

정 인 식
가톨릭의대 내과교수

옛날부터 흔히 잘 먹고 소화를 잘 시키면 건강하다고 했다. 즉 위장관 질환이 없으면 건강하다고 할 정도로 우리나라에는 위장병 증세를 가지고 있는 사람들이 많았다고 할 수 있다.

위질환의 증세라고 하면 소화불량, 상복부 통증이나 답답함, 속쓰림, 트림 등을 말하고, 이런 증세에는 우리에게 잘 알려진 소화성 궤양, 즉 위궤양이나 십이지장 궤양 이외에도 위염, 위암, 위장의 기능적 장애 등 많은 위질환이 포함된다.

그 중 위암은 우리나라에서 가장 흔히 보는 암이며, 전체 악성종양(암)의 1/3을 차지하고 있고, 또 많은 환자들이 위염으로 진단되어 치료를 받고 있다.

왜 우리나라에 위장관 질환이 많은지 그 원인이 확실히 밝혀져 있지는 않다. 어떤 질환의 원인을 생각할 때 의학자들은 환경적인 인자와 유전적 인자로 크게 나누어 생각한다.

환경적인 인자란, 우리가 섭취하는 음식을 비롯하여 거주 생활환경, 위생상태, 대기 등을 말하고 유전인자란 각자가 가지고 있는 질병에 걸릴 수 있는 소인이나 질병에 대한 저항력을 의미한다. 위장 질환도 이들 원인설명에서 벗어나지 않는다. 즉 위장 환자의 빈도가 국가나 민족에 따라서 차이가 있는 것은 유전적 소인에 의한 것으로 생각할 수 있고, 환경의 변화에

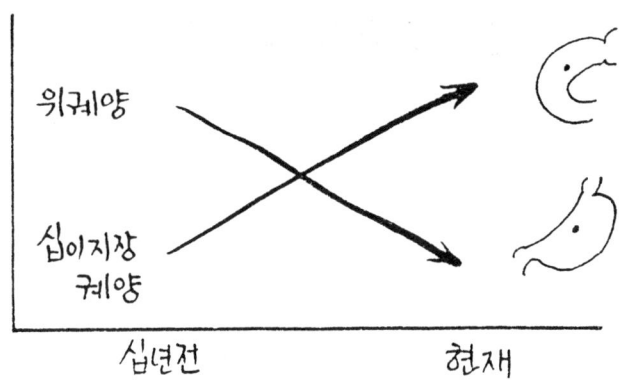

우리나라에서도 10년전에는 위궤양이 많았는데 지금은 십이지장 궤양이 많아졌다.

따라 질병의 양상이 달라지는 것으로 보아 환경적인 요소, 즉 식생활이 크게 관여하리라는 추측을 쉽게 할 수 있다.

예를 들면 일본에서 하와이로 이민간 2세들의 위암 발생이 일본 국내의 같은 연령층과 비교하여 현저히 감소된 것이 통계조사로 알려져 있고, 우리나라에서도 10년 전에는 위궤양이 많았는데 지금은 십이지장 궤양이 많은 것도 생활환경의 변화에 따른 것이라고 생각된다. 즉 생활환경을 개선하는 것이 질병을 예방하는데 도움이 된다는 것은 재론할 여지가 없다. 따라서 질병을 예방하기 위해서는 유해한 환경을 개선하고, 알려진 위험인자를 피하는 것이 우선적으로 해야 할 일로 생각된다.

특히 근대사회는 산업화, 도시화 되면서 많은 스트레스나 식생활의 변화로 인하여 새로운 질환이 생길 가능성이 있다. 그리고 더 나아가 질병을 조기에 정확하게 진단하고 치료 가능한 적절한 시기에 확실히 치료하는 것도 큰 의미에서 병을 예방하는 것이라고 생각한다.

제1장 만성 위장질환편　53

여기에서 위장 질환을 일으키는 유해한 요소는 어떤 것이 있는지 각 질환별로 알아보고 이를 방지하는 방법에 대하여 설명하고자 한다.

1. 소화성 궤양의 예방

소화성 궤양이란 위산과 위에서 분비하는 소화 효소인 펩신의 작용으로 소화관이 결손을 일으킨 상태를 말한다. 흔히 위궤양이나 십이지장 궤양으로 알려져 있다.

소화성 궤양의 원인은 궤양을 일으키는 공격인자와 이를 방어하려는 방어인자 사이의 불균형, 즉 공격인자가 우세하여 일어나는 것으로 설명한다.

공격인자중 가장 중요한 것이 위산인데, 이것이 없으면 소화성 궤양이 생기지 않는다. 위산은 위벽의 세포에서 분비되는데

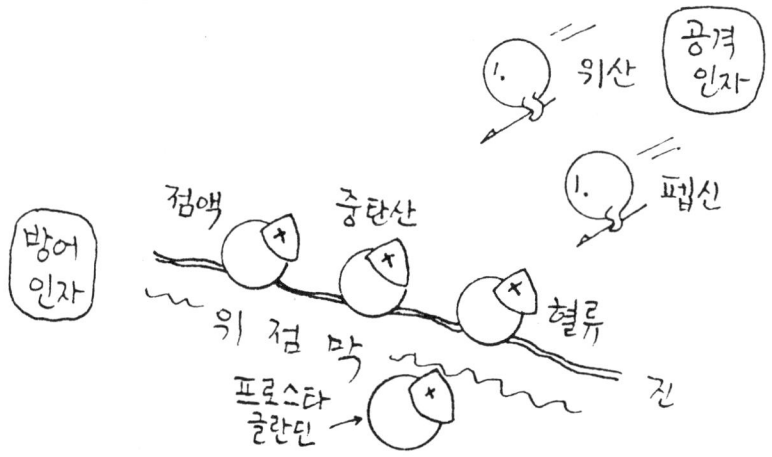

농축되면 pH 1.0정도의 강산이 되어 피부에 닿으면 곧 손상을 입힐 수 있을 정도로 위속에 들어오는 각종 세균들을 멸균하고, 펩신과 함께 알러지 반응을 일으키는 항원을 처리하는 기능을 가지고 있다.

이렇게 우리 몸에 꼭 필요한 위산이 과다하게 분비되거나 위산으로 부터 점막을 보호하는 기능이 약화되었을 때 위점막은 손상을 입고 염증이나 궤양이 유발된다.

위산 분비는 여러 조절 기능에 의해 우리 몸에 알맞게 조절된다. 음식을 먹기 전에 냄새나 생각으로 위산 분비가 미주신경을 통해 자극되고, 음식물이 위속에 들어가면 가스트린이란 호르몬을 분비하여 위산 분비를 촉진한다.

위에서 음식물이 어느 정도 위산과 섞여 십이지장으로 내려가면 위산 분비를 억제하는 기전이 있어 위산 분비가 자동적으로 억제된다.

십이지장 궤양 환자들은 위산 분비가 약간 높은 것으로 알려져 있으나 그 외 위궤양, 위염 환자에서는 위산분비가 정상인과 비교하여 반드시 높은 것은 아니다.

위산이 없으면 소화성 궤양이 생기지 않는 것은 확실한 사실이지만 위산 분비의 과다만이 궤양의 원인이라고 할 수는 없다. 그러나 스트레스나 위산 분비를 촉진되는 약물이나 음식을 복용하는 경우나 가스트린이라는 호르몬을 분비하는 종양을 가지고 있는 환자에서는 위산이 과다하게 분비되어 위궤양과 십이지장 궤양을 일으킨다.

공격인자로 중요한 것 중에 또 다른 하나는 펩신이다. 펩신은 위에서 분비되는 소화효소로 십이지장 궤양 환자에서 펩신의 전구물질인 펩신노겐 I 의 분비가 많다고 한다. 그 밖에 0형에서 십이지장 궤양이 잘 생긴다. 이들은 모두 유전적 인자라

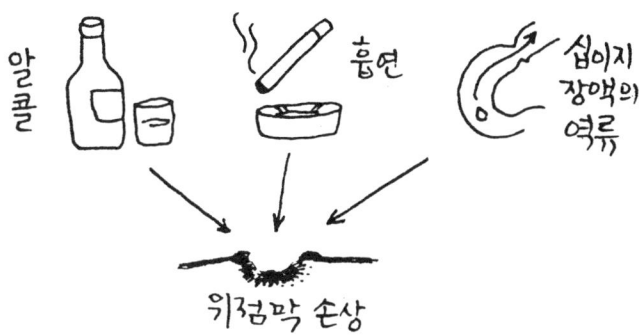

위점막을 손상시키는 것들

고 할 수 있다.

위점막은 전술한바 대로 항상 강산(强酸)에 노출되어 있으면서 손상을 받지 않는 것은 위점막이 위산에 손상받지 않는 방어인자를 가지고 있기 때문이다.

이들 방어인자는 위점막을 덮고 있는 점액과, 위점막에서 분비되는 알카리성의 중탄산, 점막 세포의 특수한 구조 때문인 것으로 설명되고 있다. 위산이 점막에 접하여 H^+이온이 점막으로 확산되는 것을 중탄산(HCO_3^-), 점막층의 혈류공급이 원활해야 위산으로부터 점막을 보호하게 된다. 이러한 점막의 보호 기능을 총괄하는 물질이 프로스타글란딘으로 알려졌다.

우리가 흔히 복용하는 아스피린을 비롯한 소염진통제들은 프로스타글란딘의 생성을 억제하여 위점막에 손상을 초래하고 궤양을 야기한다. 위점막을 손상시키는 것으로 알코올, 담즙을 포함한 십이지장액의 역류, 흡연 등과도 관계가 있다.

알코올은 알코올 자체가 위점막을 손상시킬 수 있는데 일반적으로 도수가 25%이상 알코올을 음주하는 경우에 위점막의 손상을 야기한다. 그러나 농도가 낮은 알코올도 위산 분비를 자극하여 위산에 의한 위점막의 손상을 일으킬 수 있다.

다음은 흡연인데 일반적으로 담배를 피우는 것은 궤양과 상관이 없는 것으로 알고 있으나 흡연자에서 궤양의 치료가 지연되고 합병증이 많이 생기며, 재발의 빈도가 높다는 것은 증명된 사실이다.

담배가 궤양을 일으키는 기전은 아직 명확하게 설명되지 않지만 위나 십이지장에서 HCO_3^-의 생성이 억제되기 때문이라고도 하고 위산분비의 촉진, 또는 위장관 운동장애 등으로 설명하고 있다.

십이지장 궤양은 치료후 재발이 많은데 흡연자에서 거의 100%가 1년 이내에 재발된다. 또한 만성 췌장염이나 만성기관지염을 앓고 있는 환자, 항상 긴장하는 직업을 가지고 있는 운전기사, 은행원들에서 소화성 궤양을 비롯한 위장질환이 많아 스트레스가 원인인자로 작용할 가능성이 많다.

근래에 헬리코박터 파이로리라는 세균이 위점막에서 발견되어 이 균이 위염을 일으키는 주요 원인이 되고 소화성 궤양, 특히 십이지장 궤양과 관련이 있는 것으로 밝혀졌다. 이 균은 나선균으로 그람음성이며, 여러가지 효소를 분비하여 위염을 일으키고 궤양을 일으킨다고 알려져 있다. 특히 십이지장 궤양 환자에서 이 균을 제거하면 궤양의 재발을 방지할 수 있다고 하여 주목을 받고 있다.

이 균은 위생상태가 나쁘고 생활정도가 낮은 나라에서 감염율이 높고 이런 나라일수록 어린이에게 감염이 많다. 어린이 감염이 많은 나라에서는 위암의 발생도 많은 것으로 알려져 있는데 우리나라도 이에 해당된다고 할 수 있다.

음식과 소화성 궤양은 상당히 밀접한 관련이 있는 것으로 알고 있으나 실제로는 과학적으로 증명된 것이 별로 없다. 그러

제1장 만성 위장질환편   57

나 자극성이 심한 음식, 커피, 홍차, 포도주 등은 위산분비를 촉진하여 궤양을 유발하기때문에 재발과 관련이 있을 것으로 생각된다. 요즘 궤양 치료제가 많이 개발되어 치료율을 높이고 있기 때문에 음식물에 대한 관심은 그다지 중요하지 않다.

이상의 원인을 고려하여 소화성 궤양을 방지하려면
  1) 스트레스를 피한다
  사회가 산업화되고 환경이 점차 복잡해질수록 궤양의 증세를 호소하는 사람이 많아졌다. 특히 정신적인 스트레스를 많이 받는 직업인은 심한 스트레스의 환경을 떠나 가벼운 운동이나 독서 등 취미활동을 하면서 정신적 여유를 가지고 안정된 생활을 하는 것이 중요하다. 특히 담배를 피우는 사람은 일이 많을수록, 또는 스트레스가 많을수록 흡연량이 많아 이로 인하여 궤양이 생길 가능성이 높다. 또한 심한 육체적 피로도 가급적

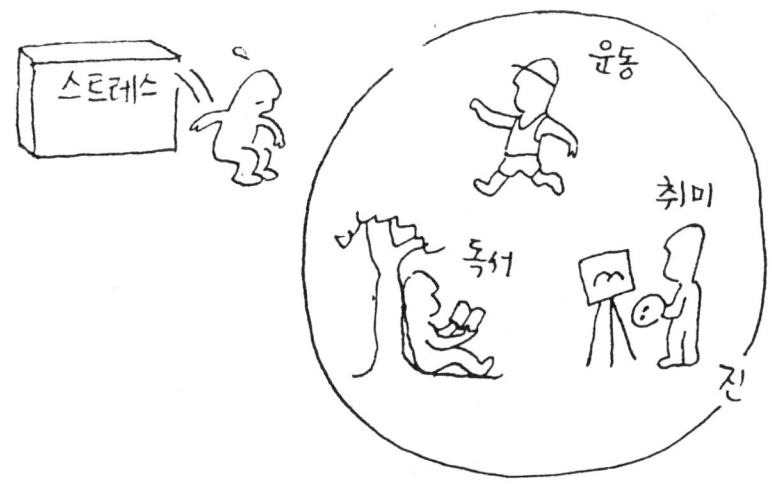

스트레스의 환경을 떠나 정신적인 여유를 갖자.

피하고 생활을 여유롭게 하는 것이 중요하다.

2) 궤양을 일으키는 약물복용을 피한다

많은 약물들이 위점막을 해치는 것으로 알려져 있다. 특히 아스피린을 비롯한 소염진통제는 위염과 소화성 궤양을 일으키고 급성 위장관 출혈을 야기한다. 류마치스 관철염, 관절통, 두통 등으로 흔히 이런 약물을 복용하게 되는데 가능하면 이런 약물복용을 피해야겠지만 부득이 하여 복용해야 하는 경우에는 제산제나 위산 분비를 억제하는 약물을 같이 복용하는 것이 바람직하다.

특히 소화성 궤양의 과거력을 가지고 있는 환자는 어떤 약물을 복용했거나 궤양이 있었다는 것을 알려 약물복용으로 인한 궤양 재발을 방지해야 한다. 또 기관지 천식 치료제, 항생제 중에도 궤양을 유발하는 약물들이 있으므로 약물의 남용이나 오용을 피하는 것이 상책이다.

3) 흡연을 피한다

담배가 소화성 궤양과 밀접한 관계가 있다는 것은 전술한 바

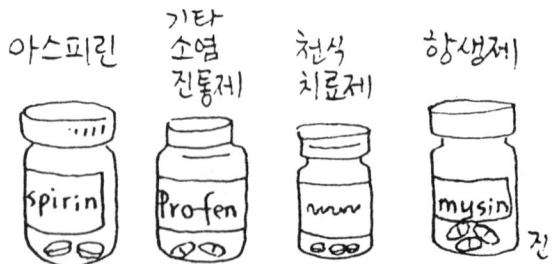

위점막을 해치는 약물들을 복용할 때는 제산제나 위산분비 억제제를 같이 복용하자.

와 같다. 담배를 피우면 궤양뿐만 아니라 위염, 위암발생과도 관련이 있는 것으로 보고되고 있는데, 담배가 단순히 건강을 해친다는 차원을 넘어 보다 심각한 지경에 이르고 있다. 소화성 궤양을 가지고 있는 환자에서 치료를 지연시켜 재발을 높이기 때문에 소화성 궤양을 방지하기 위해서는 필수적으로 반드시 금연해야 한다. 궤양이 완전히 치료된 후에도 다시 담배를 피우면 재발하기 때문에 궤양을 앓았던 환자는 금연해야 한다.

4) 헬리코박터 파이로리 박멸

일반적으로 위속에 강산이 있어 세균이 존재하지 않은 것으로 생각하고 있었다. 그러나 헬리코박터 파이로리가 위점막에 있다는 것이 알려지면서 지금까지의 생각이 바꾸어졌고 이 세균의 역할이 차츰 규명되고 있다.

이 균이 소화성 궤양 환자에게 많이 감염되어 있고, 이 균을 가지고 있는 모든 환자는 위염을 가지고 있음이 조직학적으로 증명되었다.

또한 이 균은 위암 환자에서 대조군과 비교하여 많이 감염되어 있어 위암과도 관계가 있을 것으로 생각되고 있다. 그러나 임상증상을 가지고 있지 않은 정상인에서도 높은 감염율을 보여 보다 정확한 발병기전 등을 밝혀야 할 필요성이 있다.

지금까지 조사된 바에 의하면 십이지장 궤양 환자에서 이 균을 박멸하면 궤양 재발율을 현저히 감소시킬 수 있음이 보고되어 이 균이 궤양을 형성하는데 중요한 역할을 할 것으로 생각되었다.

이 균이 위점막에 감염되어 가스트린 분비를 촉진하며 위산 과다로 인하여 궤양을 형성할 가능성이 제시되었고, 또 방어인자를 파괴하여 궤양을 형성할 가능성도 고려되고 있다.

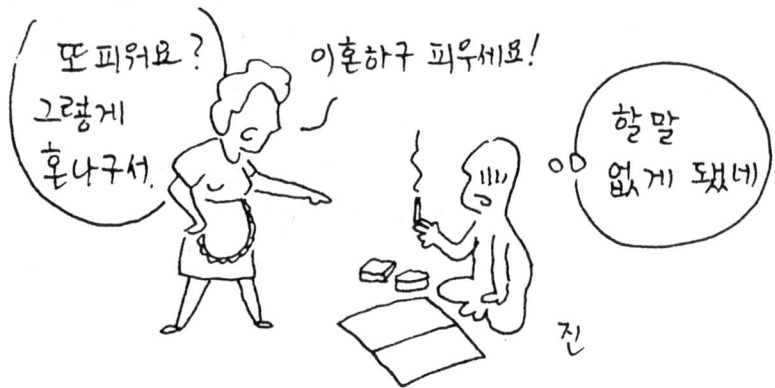

궤양이 완전히 치료된 후에도 담배를 피우면 재발한다.

이 균의 감염 경로는 아직 확실히 밝혀지지 않았지만 음식물이나 물을 통하여 전염된다고 생각되고 일부에서는 대변에서 이 균이 증명되었다고 보고되었다.

이 균이 어린이에게 감염되어 위염을 일으키면 이로 인하여 위암의 발생률을 높인다고 생각되며, 성인이 된 후에 감염되는 경우에 위염과 소화성 궤양을 형성하는 것으로 생각된다.

따라서 이 균의 감염을 줄이기 위해서는 청결한 위생상태의 유지가 필요하다. 궤양 환자에서 헬리코박터 파이로리감염이 있으면 균을 박멸하는 것이 재발을 방지한다는 의미에서 바람직하고 위생 환경을 개선하여 감염되지 않도록 하는 것이 최선의 방법으로 생각된다.

우리나라에서는 성인의 약 70~80%가 감염되어 있고, 가족간의 감염이 많은 것으로 생각되어 특히 주부에서 감염되어 있으면 주의를 요한다. 그러나 증상이 없는 사람에서 이 균을 박멸하는 것은 아직 생각해 볼 문제다.

5) 궤양을 유발할 수 있는 기호식품을 삼가한다

커피 및 홍차 등은 카페인이 들어 있어 위산분비를 촉진하여 소화성 궤양을 일으킬 가능성이 있다. 따라서 임상 증세가 있는 환자들은 피하는 것이 좋다.

음주는 전술한 바와 같이 독한 술이나 가벼운 술도 과음하는 것은 궤양을 일으킬 가능성이 있어 피하는 것이 좋다. 대부분의 사람들이 가벼운 술은 관계가 없는 것으로 생각하고 있으나 맥주, 포도주 등 위를 팽창시켜 위산분비를 촉진하는 관계로 절제하여 과음하지 않도록 하는 것이 좋다.

6) 자극이 심한 음식물이나 야식, 과식은 삼가한다

어떤 한가지 음식물이 소화성 궤양을 일으킨다고 알려지지는 않았지만 자극이 심한 음식물이나 너무 짠 음식은 여러가지 의미에서 삼가하는 것이 좋다.

궤양을 가지고 있는 환자들이 식후에 속쓰림이나 복통이 없

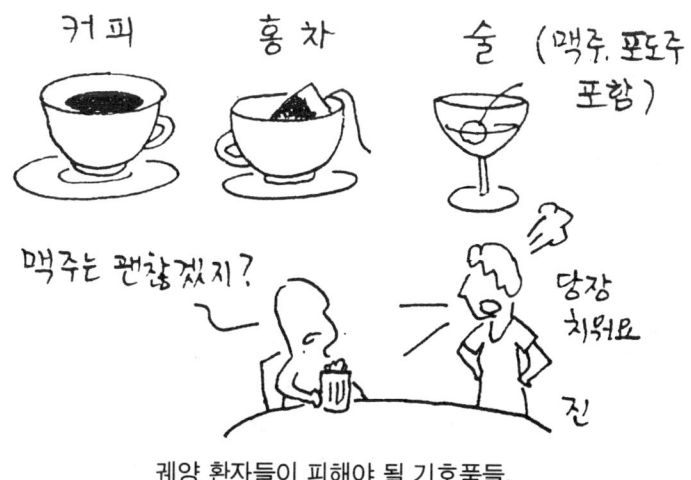

궤양 환자들이 피해야 될 기호품들.

어지는 것 때문에 음식을 계속 먹는데 이도 바람직한 일이 아니다. 위속에 음식물이 들어 있는 동안에는 위산분비가 촉진되고 이로 인하여 궤양을 악화시키거나 또는 유발시킬 가능성이 있다. 그리고 딱딱한 음식을 잘 씹지 않고 먹는 것도 위 점액층에 손상을 가할 가능성이 있어 궤양의 위험도를 더한다.

식사는 편식을 피하고 잘 씹어 먹는 것이 바람직하며, 어떤 음식이 좋다고 하여 한가지 음식만 계속 먹는 것은 바람직하지 않다.

2. 위염의 예방

위염은 위점막에 염증이 있는 것을 말한다. 그러나 위염이라는 진단은 사용하는 사람에 따라서 그 뜻을 달리하고 있다. 즉 위장관 질환의 증상을 가지고 있으면서 특별한 원인 질환이 밝혀지지 않으면 일반적으로 위염으로 진단하는 경우가 있다. 그러나 정확한 의미에서 위염은 점막에 염증세포의 침윤과 점막의 염증으로 인한 부종, 발적, 미란(허는 것) 등이 있는 것을 말한다.

위염은 급성 위염과 만성 위염으로 분류되는데, 급성 위염은 갑자기 위점막이 헐거나 염증으로 부종이 생기고, 발적·출혈이 있는 육안적 소견과 조직학적으로 염증 세포의 침윤이 생기는 것이다. 만성 위염은 장기간 지속되는 염증 소견을 보이는 것으로 지속되면 위점막의 위축을 수반한다.

급성 위염의 원인인 아스피린을 비록한 소염진통제, 알코올, 담즙을 포함한 소장액의 역류, 신체적 스트레스(허혈증, 패혈증, 화상, 뇌졸중 등) 등이다. 만성 위염의 원인은 음식, 소염진통제 등 약물, 담즙을 포함한 소장액의 역류, 악성 빈혈을 동반하는 면역성 만성위염, 헬리코박터 파이로리의 감염을 들 수 있다. 이중 가장 중요한 것이 우리나라에서는 헬리코박터 파이로리균으로 생각된다.

소화성 궤양의 원인에서 전술한 바와 같이 우리나라의 성인의 70~80%가 이 균에 감염되어 있어 거의 대부분의 성인들이 만성 위염을 가지고 있다고 해도 과언이 아니다.

이 균은 한번 감염되면 거의 일생동안 위점막에 남아 있다. 만성 위염을 가지고 있는 환자는 증세가 있는 경우도 있으나 대부분 임상 증세가 없다. 그러나 문제는 만성 위염이 오래 지속되어 위점막이 위축되는 위축성 위염을 일으키는 것이다.

또 위축성 위염에 동반하여 위점막이 장점막처럼 되는 장상피화생이 생긴다. 이러한 변화된 위점막에서는 위암이 생길 가능성이 있어 문제가 된다.

1) 급성 위염의 예방

급성 위염을 예방하기 위해서는 소화성 궤양을 예방하는 것과 같은 방법이 요구된다. 전신 질환, 즉 쇼크, 패혈증, 화상, 뇌졸중 등이 있을 때, 예방 목적으로 제산제, 위산분비를 억제하는 약물(H_2수용체 길항제 등)을 사용하여 위점막의 손상을 예방한다.

아스피린 등 소염 진통제를 가급적 피하고, 이런 약물을 복용해야 할 경우에는 공복시보다 식후에 복용하는 것을 권하고 있다. 약물 복용후 속쓰림, 소화불량 등의 증세가 있으면 제산제, H_2수용체 길항제 등 위산 분비를 억제하는 약물을 복용하는 것도 한가지 방법이다.

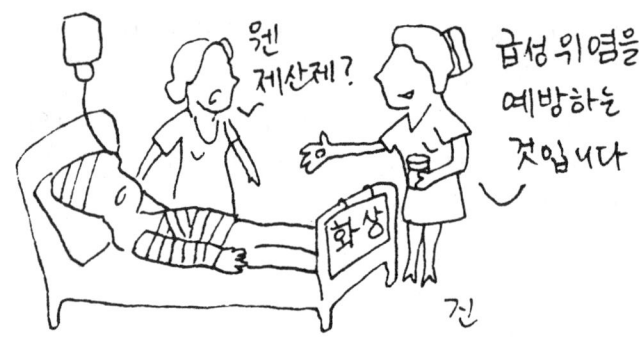

전신질환이나 심한 외상이 있을 때는 위점막의 손상을 예방해야 된다.

2) 만성 위염의 예방

(1) 헬리코박터 파이로리의 박멸

만성 위염의 원인으로 가장 중요한 이 균을 없애는 것이 필요한 것으로 생각되지만 많은 사람들이 이 균을 가지고 있다고 해도 임상 증상이 없고, 또 만성 위염 환자의 극히 일부만 위암으로 이행되는 것으로 보아 모든 환자에게 항생제를 투여해 박멸한다는 것은 현실적으로 어렵다. 다만 감염 경로를 차단한다는 의미에서 위생상태를 청결하게 하는 것이 중요하다.

감염 경로가 음료수에 의한 것으로 생각되므로 음식 관리에 특히 신경을 써야 한다. 비위생적으로 처리된 식수나 비위생적인 음식을 피하고 주부가 감염되어 있는 경우 가족 전체에 감염이 문제되므로 주부의 감염 여부를 검사하여 균을 없애는 것이 바람직하다.

(2) 위해(危害)한 음식을 피한다

아주 짠 음식, 자극성이 강한 음식을 피하는 것이 좋다. 그리고 탄 음식도 좋지 않다. 냉장고가 보급되기 전에는 음식을 보관하는 방법으로 소금에 절이거나 생선류 등은 연기에 그을려 먹는 경우가 많았는데, 이는 만성 위염을 일으키고 나아가 위암의 원인이 될 수도 있다. 또 탄 음식도 피하는 것이 좋다.

(3) 비스테로이드계 소염 진통제의 복용을 가급적 줄인다
전술한 바와 같이 이들 약물은 위점막에 손상을 가져 오고 계속적으로 복용하는 경우에는 위산 분비를 억제하는 약물이나 제산제 등을 복용하는 것이 위염을 방지하는데 도움이 될 수 있다.

(4) 흡연을 방지한다
(5) 음주를 삼가한다
끝으로 위장관 질환은 임상 증상만으로 병을 진단하기는 어렵다. 또 임상 증상없이 위장질환이 진행되는 경우도 있다. 따라서 정확한 진단후 적절한 치료를 받고 병이 완전히 치료되었는지를 확인해야 한다.
특히 우리나라와 같이 위암이 많은 나라에서는 위장관 증세가 있는 경우에 정확한 진단을 받아야 하며, 조기에 정확하게 진단하여 치료하는 것도 병을 예방하는 하나의 길이라고 생각된다.

만성 위장질환의 운동요법 및 식사요법

유 권
인제의대 내과교수

서 론

위장질환은 세계적으로 지리적 분포가 다르다. 위궤양의 경우 일본, 페루, 북노르웨이에 많은데, 19세기에는 서구에도 많았다. 한편 십이지장 궤양은 유럽, 아프리카, 인도에 많다.

이런 점에 비추어 볼때 서로 다른 환경적 요인이 관여할 것으로 예상된다. 하와이에 거주하고 있는 일본계 미국인을 대상으로한 흥미있는 연구에 의하면, 쌀·우동·고기·우유·과일 등의 섭취는 위장질환의 발생과 관련이 없는 것으로 나타났다. 직업이나 교육의 정도와도 관련이 없었다. 신체적 활동의 정도와 위장질환 사이에 상관관계가 있느냐에 대해서는 논란이 많은 실정이다.

합병증이 심한 상태가 아니면 위장 질환의 치료에 있어서 병원에 입원하는 등의 안정 가료가 더 낫다는 증거는 없다. 그러므로 대부분의 경우 일상생활을 하는 데는 큰 문제가 없고, 규칙적인 생활의 리듬을 지키는 것이 중요하다고 하겠다.

스트레스

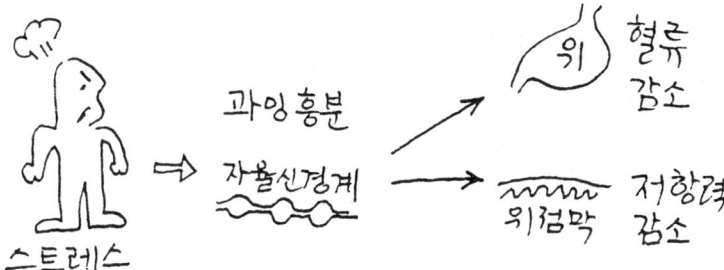

각종 스트레스를 해소하고 즐거운 마음을 갖도록 노력하는 것이 바람직하다.

생활에서의 스트레스가 위장질환을 유발하는데 관여할 것이라고 생각하고 있으나 실제적으로 환자와 정상인 사이에 현저한 생활 스트레스의 차이는 증명되지 않고 있다. 그러나 정신적 스트레스는 자율신경계의 과잉 흥분을 초래하게 되고, 이로 인해 자율신경에 대한 혈관반응에 영향을 미쳐 위 혈류량의 감소 및 위점막의 저항력을 감소시킬 수 있으므로, 가능한 한 일상생활에서의 각종 스트레스를 해소하고 즐거운 마음을 갖도록 노력하는 것이 바람직하다고 하겠다.

운 동

적절한 운동을 하는 것이 좋겠는데 가벼운 운동은 위에서 음식물을 내려보내는 것을 촉진시킨다고 알려져 있다. 즉 걷거나 가볍게 뛰는 운동을 하면 복통이 증가되면서 위배출이 촉진된다고 한다. 그러나 심한 운동을 장시간 하면 도리어 액체나 고형식 등 음식물들의 위 배출이 지연된다고 알려져 있다. 따라서 위장질환이 있는 환자들은 과격한 운동을 오래하는 것이 상복부 불쾌감 등의 증상을 악화시킬 수 있음을 기억해야 하겠

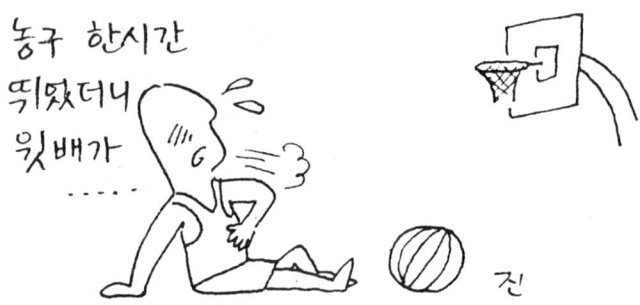

위장질환이 있는 환자들은 과격한 운동을 오래하면 증상이 악화될 수 있다.

다.

한편 운동중 위산 분비는 정상인에서는 큰 변화가 없는 것으로 알려져 있으나 위장질환 환자에서의 변화에 대해서는 뚜렷이 밝혀진 것이 없다. 다만 십이지장 궤양 환자들에서 운동중 위산 분비가 증가된다는 연구 결과는 찬반 논란이 많은 실정이다.

위장질환 환자에서 병세나 증상이 운동과 관련하여 어떤 영향을 받는지에 대해서는 많은 연구 결과가 나오지 않은 상태이므로 상식적인 수준에서 체력에 맞는 적당한 운동을 규칙적으로 하는 것이 가장 무난하다고 할 수 있다.

일반적으로 운동중 음식물이 위에서 배출되는 것은 음식이 액체냐 고형식이냐, 액체면 단순한 물이냐, 칼로리가 높거나 전해질, 당분이 고농도로 포함된 것이냐, 어떤 운동을 어떤 강도로 하느냐, 운동 조건이나 기온 등의 주위 환경은 어떠냐 등에 따라 영향을 받는다. 그러므로 운동전 음식 섭취때 이런 점에 대한 고려를 해야 하는데, 달리기의 경우 소량의 저지방식을 하되 운동시에는 배가 비도록 시간을 맞추어 음식을 먹도록 하는 것이 운동중 복통과 같은 위장관 질환의 발생을 막고 운동의 능률을 올리는데 도움이 된다고 할 수 있겠다.

식 사

이것 저것을 제한하면 먹을 것이 없다. 철저한 식이요법보다는 특별히 불편이 없는 한 하루 세번씩 규칙적으로 자연스러운 식사를 하도록 하고, 특정 음식을 먹고 복통, 복부 불쾌감 등의 증상이 생기면 그런 음식만 피하도록 한다. 그리고 익히 알고 있는대로 과식, 식사를 너무 빨리 하는 것, 식사를 거르는 것은 좋지 않으며, 스트레스가 없는 분위기에서 천천히 잘 씹어 먹도록 한다.

음식을 너무 자주 먹거나 취침 전 2시간 이내에 음식을 먹으면 위산 분비가 증가되므로 삼가해야 한다. 특히 취침전 음식을 먹게 되면 이를 소화시키기 위해 뇌의 기능이 살아 있어야 하기 때문에 숙면을 취할 수 없다.

미음, 죽과 같은 자극성이 적은 유동식이 위장 질환의 치료에 더 낫다는 것은 실효성이 없다. 우유는 그 자체에 단백과 칼슘 성분이 많기 때문에 과량 섭취하면 오히려 위산 분비를 증가시킬 수 있고 우유의 위산에 대한 중화 능력도 미약하므로 지나친 섭취는 하지 말아야 한다.

탄수화물이 많이 포함된 음식을 먹게 되면 발효의 부산물에 의해 복부 불쾌감이 생길 수 있고, 지방질이 너무 많으면 위장 반응이 촉진되어 복통 및 배변하고자 하는 느낌이 지나치게 생길 수 있다.

섬유소가 많은 음식을 평소에 섭취하게 되면 배변이 원활하게 되어 복부 팽만감 등의 증상 완화에도 도움이 되고 위배출

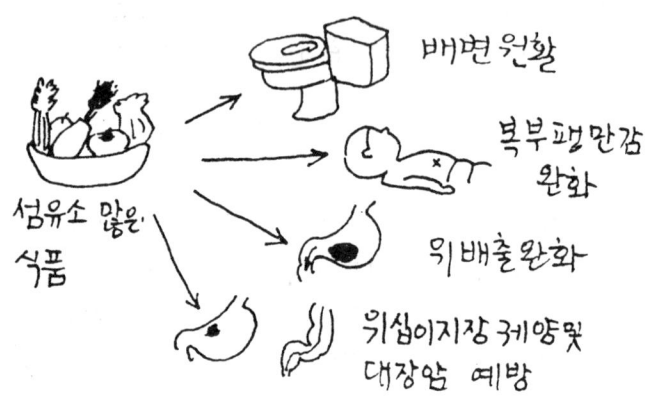

섬유소가 많은 식품의 좋은 점

도 원활해진다.

또 섬유소를 많이 섭취하면 위·십이지장 궤양의 발생이나 재발을 감소시키고, 대장암을 예방하는데도 도움이 되는 것으로 알려지고 있다.

한편 식용 소금이나 간장을 식사때 늘 사용하거나 짠 음식을 많이 먹는 사람에서는 그렇지 않은 사람에 비해 위장질환의 발생 위험이 더 높다고 알려져 있고 동물실험에서도 이같은 사실이 증명되고 있다.

기호식품, 향신료

커피·콜라 등 카페인이 들어 있는 음료수 혹은 카페인이 없는 청량음료들, 맥주·포도주·홍차 등이 위산 분비를 증가시키는 것은 사실이나 위궤양의 발생과 직접 관련이 없고, 치료를 지연시킨다는 증거도 없다.

신맛이 나는 과일쥬스·식초·고추·후추·겨자·생강 등

제1장 만성 위장질환편   71

도 마찬가지다. 따라서 너무 엄격히 제한할 필요는 없고, 지나친 과량 섭취만 하지 않으면 된다. 위장질환이 있더라도 하루 한잔의 커피는 문제가 없다고 보면 된다.

술

알코올 농도가 낮은 술은 위산분비를 자극시킨다. 그러나 농도가 높은 술을 과음하면 위점막에 직접적인 손상을 일으켜, 위점막의 투과성이 과도히 증가되고 점막세포가 상하게 되며 위점액층의 방어벽이 무너져 점막에 영양을 공급하는 혈류에도 장애가 초래되며, 결과적으로 위점막에 많은 손상이 생길 수 있다. 따라서 위점막의 보호를 위해서는 독한 술의 과음을 삼가해야 한다. 한 두잔의 가벼운 음주는 심한 합병증이 없는 위장질환 환자에서는 무난하다고 하겠다.

흡 연

흡연은 위궤양의 발생 빈도를 높이고(비흡연자의 3~4배) 치료를 해도 흡연을 계속하면 치료에 잘 반응하지 않으며 합병증의 위험도 증가시키고 치료 후에도 재발을 더욱 촉진하므로

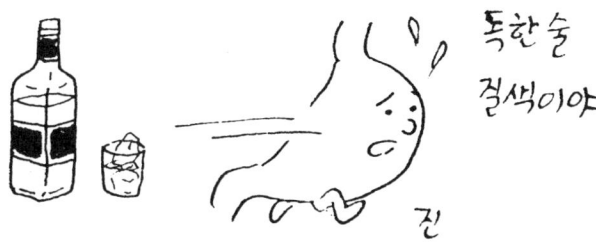

독한 술은 위점막에 많은 손상을 주기때문에 삼가하는 것이 좋다.

환자들은 반드시 금연해야 한다. 비단 위장질환 환자에서 뿐만 아니라 흡연의 해독은 엄청나다고 할 수 있으므로 국민 모두가 담배를 피우지 않는 결단이 필요하다고 하겠다.

약물복용

아스피린, 비스테로이드성 소염제, 부신피질호르몬 등은 장기 복용의 경우 위장질환을 유발할 수 있으므로 이들 약제를 사용해야 할 경우에는 의사와의 상의를 통해 신중히 복용해야 한다.

제 2 장
소화성 궤양편

소화성 궤양의 개요

강 진 경
연세의대 내과교수

 소화성 궤양은 상부 소화관 점막의 저항력 또는 방어력이 위액의 산이나 펩신의 소화작용을 이겨내지 못할 때, 상부 소화관 점막이 파괴되어 급기야는 국소적 점막 및 점막하근층 조직의 손실을 일으키는 궤양상태를 총칭하여 말한다.
 옛날부터 '위산이 없으면 궤양도 없다'하여 위산이 있는 곳에는 어디든지 궤양이 생길 수 있으나 대개 십이지장의 구부, 위전정부 및 식도에 발생한다.
 일반적으로 궤양이란 말은 '헐었다'는 뜻인데, 속이 쓰린 증세가 오랜기간 계속되면 궤양이 아닌가 하고 자기자신이 진단하여 확인도 하지 않고 약을 복용하는 경우를 가끔 본다.
 소화성 궤양은 소화관 벽의 조직결손을 말하는데 그림에서 보는 바와 같이 조직 결손의 깊이는 점막근판 이상이며, 점막근판에 도달하지 않은 조직결손을 미란이라 하여 궤양과 구별하고 있다[그림 1].
 소화성 궤양은 흔하고 재발이 빈번하며, 출혈·천공·폐쇄 등의 합병증이 생기기 쉬우므로 예전부터 의학적 관심이 많았으나, 왜 궤양이 생기는지, 일단 생긴 궤양은 왜 지속되는지, 치료 후에도 왜 재발하는지 등에 대해 수많은 연구가 있어 왔으며, 최근 헬리코박터 파이로리균의 발견으로 소화성 궤양의

[그림1] 소화성 궤양의 조직상

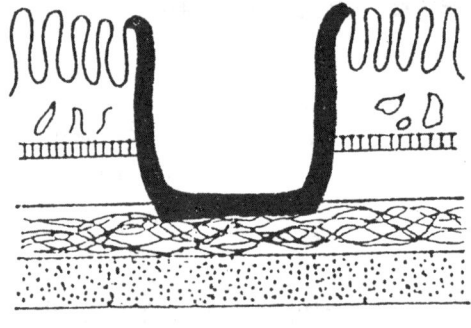

표 층 상 피
점막고유층
점 막 근 판
점 막 하 층
고 유 근 층
장 막 하 층
장   층

인식에 일대 전기를 마련했다.
   소화성 궤양의 발생빈도는 한 개인의 일생동안 5~10%에서 발생하며, 연간 1000명중에 20명 정도 생긴다.
   국내 보고는 6.8~19.3%로 보고되나 인종, 성별에 따라 큰 차이를 나타낸다.
   위궤양과 십이지장 궤양의 빈도에 있어서 과거 외국의 보고는 십이지장 궤양이 위궤양보다 호발한다고 하였으며 우리나라의 과거 보고는 위궤양이 십이지장 궤양보다 많았으나 최근에는 비슷한 빈도가 보고되고 있다. 발병 연령은 위궤양이 50대에 많은 반면 십이지장 궤양은 30~40대에 많다.
   근래 생활수준의 향상과 더불어 의료보험의 확대, 건강에 대한 국민의 관심 증가 및 내시경검사에 대한 인식도 증가 등으로 인해 소화성 궤양의 발견 빈도가 늘어나고 있다.
   소화성 궤양의 원인은 공격인자와 방어인자의 불균형으로 설명해 왔는데 공격인자로는 위산, 펩신 등이 있고, 방어인자로는 위점막의 방어기전이 있는데 방어기전의 파괴 원인으로는 커피·흡연·음주·약제(부신피질호르몬·아스피린·비스테로이드계 소염제), 담즙 등이 있다.

이외에도 스트레스와 같은 정신적 요인, 중추신경계, 내분비 질환, 호흡기질환 등 전신성 질환들로 인해 소화성 궤양이 발병하기도 한다.

과거에는 위궤양이 위점막의 손상 및 위 배출의 지연으로 생기며 십이지장 궤양은 주로 위산분비의 증가로 생긴다고 설명했으나 헬리코박터 파이로리의 발견으로 인해 소화성 궤양에 대한 우리의 인식을 바꾸어 놓았다.

헬리코박터 파이로리는 위점액층에 존재하는 S자형의 만곡된 간균으로, 전 세계 모든 지역의 사람들에서 발견되고 있으며, 그 빈도는 나이가 들수록 증가되어 30대에서는 10%, 60대에서는 60%로 감염율이 높고 지역간, 인종간에서도 그 차이를 보이며, 선진국 보다도 후진국에서 높은 감염율을 나타내고 있다.

국내 보고에서는 궤양 증세가 없는 건강인인 경우 40대에서, 80%의 양성률을 보여 한국에서도 높은 감염률을 보이고 있다.

소화성 궤양에서 헬리코박터 파이로리의 감염 빈도는 위전정부 조직검사상 십이지장 궤양 환자의 90~95%, 위궤양 환자에서는 70~80% 정도로 높게 나타나고 있고 우리나라 보고도 위내시경 검사시 시행하고 있는 래피드 우레아제(rapid urease)(CLO) 테스트에 의하면 십이지장 궤양 환자 90%, 위궤양 환자 65%로 높은 감염율을 보이고 있다.

헬리코박터 파이로리는 사람에서만 발견된다고 하며, 그 전파 경로는 확실하지 않지만 가족간 내에 감염이 높은 것으로 보아 사람에서 사람으로 전염됨을 알 수 있다. 즉 배우자가 헬리코박터 파이로리에 감염되었을 때 나머지 배우자가 감염될 확률은 68%로, 배우자가 감염되지 않았을 경우 그 상대 배우자의 헬리코박터 파이로리 감염율 9%보다 월등히 높음을 알

수 있다.

 헬리코박터 파이로리는 위점액층 내에 존재하며, 우레아제(urease)의 분비로 위내의 요소(尿素, urea)를 분해하여 암모니아를 생산하므로 산성 환경에서도 생존할 수 있으며, 위염을 일으키는 기전은 완전히 규명되지 않았으나 주로 국소적인 염증반응, 세균독소 등에 의해 염증반응을 일으키며, 일부는 위점막 내로 침윤하기도 한다.

 헬리코박터 파이로리는 소화성 궤양 특히 대부분 십이지장 궤양 환자의 위 전정부에서 발견되며, 궤양의 병태 생리를 설명할 때, 특히 치료적인 면에서 그 어떤 원인보다 잘 부합되는 것을 보이고 있어 과거에는 소화성 궤양의 주요인은 위산분비 증가라고 생각했으나, 최근에는 헬리코박터 파이로리가 없으면 궤양이 없다고 할 정도로 중요한 원인 인자가 되었다.

 현재까지 알려진 십이지장 궤양 유발에 있어서 헬리코박터 파이로리의 역할에 대한 보고를 보면 크게 두가지의 접근, 즉 십이지장 점막의 일부에 위상피 화생(化生)이 생기고 여기에 집락을 형성하고 있는 헬리코박터 파이로리에 의해서 십이지장 점막에 염증이 유발되어 결국 궤양으로 발전한다는 접근과, 위점막에 대한 헬리코박터 파이로리의 작용에 의한 위산분비 증가같은 2차적인 원인에 의해 십이지장 궤양이 유발된다는 접근을 들 수 있다.

 한편, 위궤양에서는 헬리코박터 파이로리가 감염되어 균독소나 여러가지 효소 또는 시토킨(cytokine) 등에 의해 위점막이 손상을 일으켜 궁극적으로 궤양을 일으킨다고 하지만 확실한 것은 아니며, 단순이 헬리코박터 파이로리가 있다고 모든 사람에게 궤양이 생기는 것은 아니므로 이러한 세균적 특징 외에도 숙주의 면역성 및 환경인자, 유전요인 및 전술한 공격 및 방어인자 등이 복합적으로 소화성 궤양의 병인에 관여하고 있다.

소화성 궤양의 증세는 약 1/3에서 증상이 없다던지 또는 애매하여 특이한 증상을 나타내지 않을 수 있다. 대표적 증상은 복통때문에 일반적으로 속이 쓰리거나 배가 답답하거나, 헛배가 부르는 것 같다는 등 다양하며 비특이적이다.

복통은 주로 명치를 중심으로 호소하는데, 대개 위궤양에서는 식후 30분~1시간쯤에 나타나며, 음식이나 제산제에 의해 호전되지 않는 반면, 십이지장 궤양에서는 식후 90분~3시간인 공복시에 통증이 생기며 음식이나 제산제에 의해 호전된다. 그러나 이러한 통증의 양상은 환자마다 다르기 때문에 증상만으로 궤양의 감별은 매우 어려우며, 특히 우리나라에 많은 위암의 증세와도 비슷하므로 전문의사의 진찰을 받아 확진해야 한다[표1].

[표1] 소화성 궤양의 임상적증상

증 상	십이지장 궤양(%)	위궤양(%)	소화불량증(%)
통증			
명치	61~86	67	52~73
우측복부	7~17	6	4
좌측복부	3~5	6	5
밤에 심하다	50~68	32~43	24~32
식후30분이내	5	20	32
식욕부진	25~36	46~57	26~36
체중감소	19~45	24~61	18~32
오 심	49~59	14~70	43~60
구 토	25~57	38~73	26~34
트 림	59	48	60
복부팽만감	49	55	52

이외에도 궤양의 합병증으로 위장관 출혈, 천공 및 유문부협착 등이 일어날 수 있다.

소화성 궤양의 진단은 상부위장관 조영술(X선 검사) 및 상부위장관 내시경검사가 있는데, 상부위장관 조영술은 간편하나 병변이 작은 경우 진단율이 떨어지는 반면, 내시경검사는 직접 병변을 보고 조직검사도 할 수 있으며 최근 내시경기기의 발달로 내시경이 가늘어졌을 뿐만 아니라 환자들의 인지도 증가로 그 이용도가 증가되는 추세이고, 특히 헬리코박터 파이로리의 진단에는 내시경적 조직검사가 필수적이다.

또한 출혈 또는 유문부 협착같은 궤양의 합병증일 때, 내시경으로 지혈하거나 협착된 부분을 넓히는 치료를 할 수 있다. 위궤양인 경우 위암과의 감별을 위해서는 반드시 조직검사를 통해 확인해야 한다.

소화성 궤양의 중요한 원인으로 알려진 헬리코박터 파이로리의 진단에 있어서 침습적인 진단방법으로는 내시경적 위생검조직으로 시행하는 염색법 및 세균배양 검사법, CLO 검사 등이 있으며, 비침습적인 방법으로는 헬리코박터 파이로리 특이항체 측정(ELISA)과 동위원소(^{13}C, ^{14}C)를 이용한 urea breath 검사 등이 있는데, 항체측정법은 간단하지만 항균치료 후 치료반응을 보기에는 유용하지 않으며, breath 검사는 치료 반응을 보는데 매우 유용한 비침습적 방법이지만 사용이 불편하고 방사선 노출의 위험성 등이 있었으나 최근에는 방사선 노출이 없는 동위원소의 사용과 기계의 발달로 이 방법의 사용이 앞으로 늘어날 것으로 생각된다.

소화성 궤양의 치료 목적은 증상을 완화하고 궤양의 치유를 촉진하며 합병증 및 재발의 방지에 있다. 이중 특히 재발이 문제인데 기존의 제산제 등으로 치료했을때 치료후 1년에 60%,

2년에 90%이상 재발되어 재발은 소화성 궤양의 자연적 경과라고까지 말해왔으나 최근 헬리코박터 파이로리를 박멸하는 치료를 함으로써 재발율이 20% 미만으로 줄어 소화성 궤양의 치료에 획기적인 전기를 이루었다.

소화성 궤양에서 헬리코박터 파이로리 박멸 치료의 가장 큰 효과는 궤양 재발을 크게 감소시키며, 또한 출혈 및 다른 합병증의 예방에도 도움이 된다는 보고가 있어 1994년 헬리코박터 파이로리의 역할에 관한 미국 국립위생연구소의 컨센서스(consensus)에 의해 소화성 궤양 환자에서 초치료부터 헬리코박터 파이로리 박멸치료를 추천하고 있다.

헬리코박터 파이로리는 여러 항생제에 실험실 감수성 검사상 민감하지만 실제 생체 사용시 효과가 떨어지는데 이는 산성인 위점막에서 항생제의 항균력이 떨어지기 때문으로 해석되며 따라서 항생제와 더불어 위산 억제제를 병합 사용한다.

헬리코박터 파이로리 치료약제의 선택은 약제의 효용성, 환자의 순응도, 부작용 및 비용 등에 따라 다른데, 대개 창연(蒼鉛)이 포함된 삼중(triple)병용요법 및 오메프라졸(omeprazole)이 포함된 이중(dual)병용요법이 주로 사용되고 2주간의 치료가 추천되며 80~90%의 균 박멸효과가 있다고 보고되며 비용과 효율성을 감안한 약제선택이 필요하다.

소화성 궤양 환자에서의 생활관리를 살펴보면 다음과 같다.

1. 흡 연

흡연은 궤양의 발생빈도를 높이고, 궤양이 약물에 잘 반응하지 않게 하며, 치유된 후 재발을 높이므로 금연해야 한다. 연구결과에 의하면 약물치료에 있어 비흡연자는 흡연자에 비해 치료 효과가 월등히 좋았으며, 심지어는 제산제로 치료하는 것보다 금연 자체가 궤양의 치유와 재발방지에 더 중요하다는 보고도 있다.

또한 흡연양과도 관련이 있다고 알려져 있는데, 매일 담배 10개비 이하를 피우는 사람은 위험도가 중등도인 반면 30개비 이상 피우는 사람은 치유가 아주 어렵고 3개월 이내에 100%로 재발한다고 한다.

흡연이 궤양에 미치는 기전은 확실히 밝혀져 있지는 않지만 담배의 성분이 위점막 보호에 중요한 역할을 하는 내인성 프로스타글란딘의 생성을 감소시킨다고 한다.

2. 비스테로이드성 소염제

이 약제는 관절염이나 상처 부위의 소염제로 쓰이는데 이 약제로 인해 궤양이 생길 수 있고 출혈을 일으킬 수 있다. 따라서 현재 궤양을 앓고 있거나 전에 앓은 적이 있는 환자는 이 약제의 투약시 담당의사에게 알려야 하며, 궤양 치료시 가능한한 끊어야 한다.

3. 알코올과 알코올성 음료

많은 환자들이 금주하도록 권고받고 있으나 적당한 양의 알코올 섭취가 궤양 치유를 방해한다는 증거는 없다. 그러나 알코올의 남용은 환자로 하여금 치료 의지를 약화시킬 수 있으므로 소량에 국한되어 허용해야 한다.

4. 식 사

한때 식사요법이 소화성 궤양의 표준치료법인 적도 있었으나 지금은 궤양 치료에 있어 어떤 특이한 식사도 도움이 안된다고 알려져 있다. 또한 우유는 위점막을 보호해 한때 위궤양 치료에 대표적인 음식물로 알려졌으나 우유 안에 함유되어 있는 성분인 칼슘과 단백질때문에 위산분비가 강력히 자극되어 오히려 해로운 것으로 알려져 있다.

커피, 콜라 등 카페인이 들어있는 음료수는 위산의 분비를 자극하나 궤양의 발생과 직접 관련이 없고 치료를 지연시킨다는 증거가 없으므로 너무 엄격히 제한할 필요가 없겠다.

결국 소화성 궤양의 증상이 있는 경우 환자 임의로 약제를 복용하지 말고 상부 위장관 조영술이나 내시경을 시행하여 궤양의 유무를 확인해야 하며, 그에 따른 의사의 처방으로 약물을 규치적으로 복용해야 한다.

또한 위궤양은 십이지장 궤양과 달리 치료 후에도 다시 꼭 검사를 받아 위암과 감별해야 한다. 소화성 궤양의 대부분은 헬리코박터 파이로리 감염과 밀접한 관계가 있으며, 이 세균을 박멸할 경우 궤양의 치유뿐만 아니라 재발을 현저히 줄이므로 소화성 궤양 환자에서 헬리코박터 파이로리의 감염이 확인되면 처음부터 박멸 치료를 해야 한다.

소화성 궤양의 원인

민 영 일
울산의대 내과교수

 소화성 궤양은 참으로 신비한 질환이다. 아직까지 사람을 제외하고는 다른 동물에서 이 병이 있다는 말이 없기 때문이다. 위산과다 분비는 위 전체에 영향을 주는데, 왜 궤양은 호발 부위에 한 두개만 생기고 동그랗게 또는 타원형으로 패이면서 좀처럼 낫지 않는지?, 근본적으로는 소화성 궤양의 원인을 아직 모른다고 할 수 있다.
 흔히 쉽게는 소화성 궤양의 원인이 궤양을 일으키는 공격인자와 궤양을 방지하는 방어인자 사이의 불균형에 의하며, 공격인자의 우세현상으로 일어나는 것이라고 설명한다.
 공격인자로서 가장 중요한 것은 위산이다. 그밖에 펩신과 같이 위에서 분비되는 소화 효소도 있다. 위산분비를 촉진하는 여러가지 요소들, 예를 들면 심한 스트레스 등 뇌의 미주신경을 자극하여 생기는 위산분비의 과다 자극, 위산분비를 촉진하는 호르몬의 과다 분비, 장액의 역류 등도 공격인자가 된다.
 방어인자로는 우선 위점막에 붙어 있는 점액층이 있고, 점액 세포 자체도 방어인자로 작용한다. 점액 세포는 중조($NaHCO_3$)를 분비하는 작용이 있어서 강산에 의한 세포손상 작용으로 부터 보호되고 있다. 그러나 이런 방어인자들은 쉽게 측정이 어려워서 잘 알려져 있지 않다.

제2장 소화성 궤양편 85

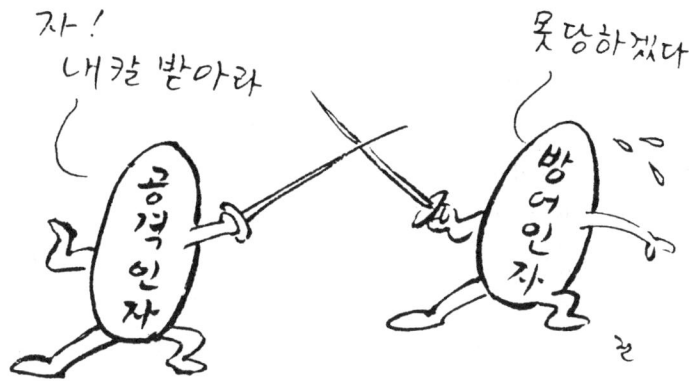

소화성 궤양의 원인은 공격인자가 방어인자보다 우세할 때 일어 난다고 할 수 있다.

최근에는 프로스타그란딘제제 등 방어인자를 증가시키는 약제가 많이 개발되면서부터 이 분야에도 관심이 고조되고 있다.

위산은 위체부의 방세포에서 분비되는 염산(HCI)을 말한다. 이 위산이 최대로 농축되었을 때는 pH 1.0 정도로서 피부에 닿으면 금방 손상을 초래할 수 있는 데도 불구하고 위속에 존재할 수 있다는 사실은 위만이 가지고 있는 특성이다.

이 위산은 위 속으로 들어오는 각종 세균을 멸균하는 중요한 역할을 하고 있다. 최근에는 헬리코박터 파이로리라는 위 점막에 기생하면서 소화성 궤양을 일으키는 원인균이 알려지고 있어 이에 대한 연구가 활발하다.

위산의 분비는 여러가지 형태로 자극을 받으며 조절 된다. 사람이 음식을 보거나 냄새만 맡아도 미주신경을 경유하여 위산분비가 자극되며, 이것을 '뇌기'라고 한다.

또 음식이 들어가서 팽창되어 위 전정부가 자극을 받거나 위 내용물이 이곳을 자극하면 이곳에서 가스트린이라는 위산분비

호르몬이 분비되어서 위산이 분비되는데 이것을 '위기'라고 한다.

십이지장 이하의 소장도 위산분비를 조절하는 기능이 있으며, 이것을 '장기' 또는 '십이지장 브레이키'라고 한다.

예를 들어 십이지장 및 소장을 대량 절제하는 수술을 하게 되면 위산분비의 과다현상이 일어난다.

소화성 궤양의 발생에는 위산이 있어야 한다. 그러나 반드시 산 분비가 많아야 하는 것은 아니라는 원칙이 있다. 위산이 많든 적든 간에 위산 분비를 억제하거나 위산을 중화시키면 궤양이 치유된다.

항간에서는 위산과다가 중요한 질환인 것처럼 알려지고 있지만 위산과다인 사람이 모두 궤양을 앓는 것은 아니고, 과다한 위산이 궤양을 초래해야 비로소 증상이 발생되게 된다.

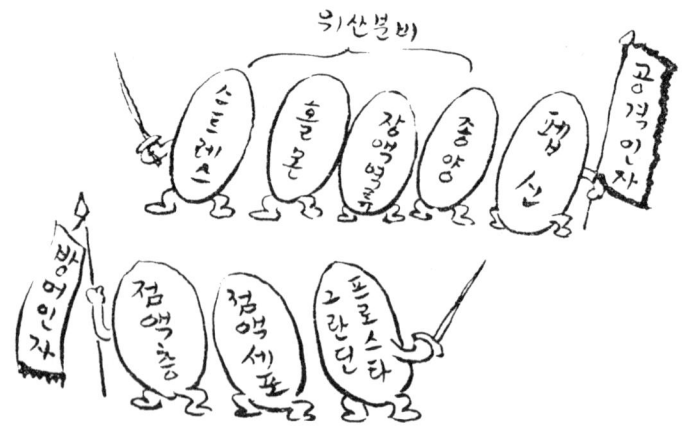

공격인자와 방어인자들

십이지장 궤양 환자들은 정상인 보다 위산의 과분비가 많다. 십이지장 궤양 환자에서 어떤 이유로 산 분비가 많아지는지는 잘 모른다.

십이지장 궤양은 혈액형이 'O'형인 사람에 많으며, 실제로 소화성 궤양은 유전적인 소질과 관계가 많다.

또한 만성 폐질환, 간질환, 췌장질환, 부갑상선 기능항진증 등에서도 십이지장 궤양이 일반인 보다 더 많이 발생된다.

십이지장 궤양은 운전사, 은행원 등 신경을 많이 쓰는 직업에 종사하는 사람에게 많으며, 이것은 오래 지속되는 스트레스와 관계가 있다.

동물실험에서도 쥐를 꼼짝 못하게 묶은 후에 4℃의 찬 물에 담가 놓으면 얼마 후에는 모두 소화성 궤양이 발생되는 것을 볼 수 있다.

우리나라도 전에는 위궤양이 많았지만 근년에는 십이지장 궤양이 증가되어 선진국 형태로 변화되고 있으며, 이것도 현대 사회의 복잡한 스트레스성 환경과 관계가 깊다고 설명된다.

위궤양 환자에서는 십이지장 궤양 환자와 다르게 정상인에 비하여 위산분비가 정상 내지 감소되어 있지만 절대로 무산증은 아니다.

무산증 환자에서는 소화성 궤양은 생기지 않는다는 것이 철칙이다. 위궤양에서는 위산과 더불어 아스피린 등 비스테로이드성 소염제나 담즙에 의한 위점액층의 손상과 같은 방어 인자의 감소가 중요하게 생각된다.

특히 노인들에서 위궤양이 많은데 이것은 관절염, 신경통 등으로 인하여 소염진통제를 과다하게 복용해서 생긴 문제인 것이다.

노인에서는 이때문에 출혈이나 천공을 잘 일으킬 수 있다.

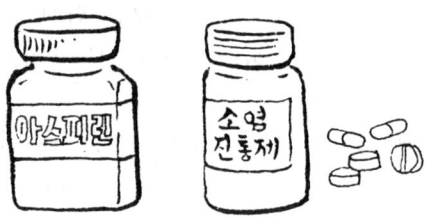

이런 약제를 복용하면 위산의 역류에 의해 위점막에 궤양이 발생하게 된다.

위궤양의 발생에는 유문의 기능이 약해져 담즙을 포함하는 장액이 거꾸로 위속으로 역류하여 넘어와서 위점막의 손상을 초래하는 것이 위궤양 형성의 또 하나의 중요한 요소가 된다.

위점막에는 점액층이 있고, 그 밑에 점액세포층이 있으며, 또 이 점액세포층에서는 점액뿐만 아니라 중조($NaHCO_3$)가 분비되고 있어서 위산이 점막세포 내로 역류되는 현상이 방지되고 있다. 그러나 아스피린 등 비스테로이드성 소염 진통제를 복용하면 점액층이 파괴되고 점액세포층이 손상을 받아서 위점막에 궤양이 발생하게 된다.

이런 궤양의 발생에는 위점막에 흐르는 혈류도 중요하며, 화상·뇌손상 등 심한 스트레스 상태에서는 위점막에 혈류가 차단되는 것이 위궤양 발생에 중요한 역할을 한다고 한다.

소화성 궤양은 연령과 관계가 많아서 젊은 나이에는 주로 십이지장 궤양이 많고, 연령이 많아질수록 위궤양이 증가하며, 같은 위궤양도 고령화와 더불어 위의 상부쪽으로 이동하게 된다. 이런 현상은 나이가 들수록 위점막의 수축성 위염의 발생 및 퍼져 나가는 현상과 일치한다.

소화성 궤양은 점막의 이행 부위에서 위산에 적셔지고 노출되는 부위에 발생한다. 다시 말하면 전정부와 체부의 십이지장 구부, 위와 식도의 경계에서 상부인 식도 점막에 소화성 궤양이 발생된다.

최근에는 위점막 내에 헬리코박터라는 특수한 세균이 기생하면서 이것이 위점막의 염증을 일으켜서 이 염증이 소화성 궤양의 모지가 된다는 학설이 거의 정설로 되고 있으며, 이 균을 박멸하는 치료를 하면 십이지장 궤양 등 소화성 궤양을 치유할 수 있고, 또 재발을 방지할 수 있다고 한다.

나아가서는 위암의 예방과도 관계가 깊다고 한다. 이 균을 박멸하는데 쓰이는 약은 아직까지 단일 약제는 없고 2~4종류를 복합해서 사용하며 약 2주간 복용하는데, 사용하는 동안에 부작용이 심하다는 단점이 있다.

소화성 궤양의 증상 및 진단

송 인 성
서울의대 내과교수

1. 임상 소견

　소화성 궤양의 전형적인 임상증상은 궤양 통증인데, 통증의 특성으로 어느 정도는 다른 질환과 감별이 되지만 특이성이 있는 것은 아니다. 더구나 위궤양과 십이지장 궤양은 그 증상이 서로 매우 유사하다.
　위궤양의 통증은 심하게 아픈 경우가 많고, 주로 식후 30분 이내에 짧은 시간 동안 심와부(心窩部) 동통이나 속쓰림이 있으며, 제산제로 통증이 쉽게 완화되지 않는다.
　십이지장 궤양 환자에서는 특징적으로 심와부동통이 식후 1시간 반에서 3시간 사이에 발생하고, 한밤중에도 흔히 통증이 생기며, 사람에 따라서는 통증이 등쪽으로 뻗치기도 한다.
　또한 음식이나 제산제를 먹으면 위궤양에 비해 통증이 더 쉽게 완화되는 경향이 있다. 소화성 궤양이 있는 환자에서 통증을 전혀 느끼지 못하는 경우도 있고, 반대로 궤양이 없으면서도 궤양 환자가 느끼는 통증을 호소하는 사람이 있다는 것도 염두에 두어야 한다. 그리고 위궤양은 나이가 많은 환자, 즉 50대에서 호발하는 경향이 있고, 십이지장 궤양은 보다 젊은 연령군에서 발생한다.

심와부동통이 이외에도, 신트림이 잘 올라 온다든지 헛배가 부르다는 것을 호소하는 환자를 약 반수에서 볼 수 있고, 구역질이나 구토를 하는 환자도 있다.

식욕부진도 많이 호소하는데 위궤양 환자가 십이지장 궤양 환자보다 더 흔히 호소하는 편이며, 이로 인해 체중감소가 초래되는 환자도 위궤양 환자에서는 약 40%에 이른다고 한다.

소화성 궤양 환자에서는 출혈·천공·폐색 등의 합병증이 흔히 동반되므로 동통의 특성에 변화가 생기면 이들 합병증의 발생을 고려해야 한다. 즉, 통증이 음식에 의해 완화되지 않고 오히려 구토를 유발하면 폐색을 생각해야 하고, 갑자기 심한 복부 동통이 발생하면 천공을 의심해야 하며, 토혈을 하거나

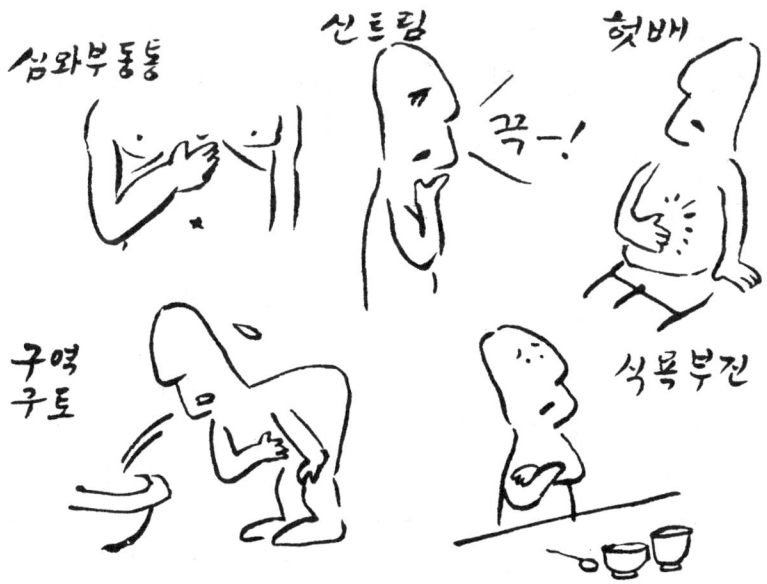

소화성 궤양의 여러가지 임상 증상

대변색이 검게 변하면(흑혈변) 출혈을 생각해야 한다.

  일반적으로 환자를 진찰해 보면 심와부의 압통을 볼 수 있으며, 그외 특이한 진찰소견은 없다고 하겠다. 그러나 출혈이 있었던 환자에서는 빈혈의 소견을 관찰할 수 있고, 천공이 있는 환자에서는 복부가 나무토막처럼 단단해지면서 심한 압통을 호소하게 되며, 위에서 십이지장으로 이행되는 유문부의 폐색이 있는 환자에서는 복부에서 역연동파를 관찰할 수도 있다.

2. 상부위장관 X선 촬영

  소화성 궤양의 진단에 오래 전부터 이용되고 있는 검사로 간편하고, 또 이중 조영검사를 할 경우 매우 정확하며, 내시경검사와 병행했을 경우에 진단율을 높이는데도 많은 도움이 된다.

  궤양의 X선 소견에는 궤양 자체를 나타내는 직접 소견과 궤양과 관련된 여러가지 부수적인 변화를 보여 주는 간접 소견이 있는데, 직접 소견을 찾아내는 것이 진단에 결정적인 도움을 주게 된다.

  소화성 궤양은 대표적인 함몰성 병변으로, 궤양이 조영사진상 측면으로 찍히게 되면 특이한 윤곽 돌출을 보인다. 이때 윤곽 돌출은 위벽의 밖으로 불쑥 튀어나오는 양상으로 보인다. 그리고 이 음영의 윤곽은 곱고 매끈한데 그 이유는 소화성 궤양의 밑바닥이나 내벽이 비교적 평활하고 깨끗하기 때문이다.

  한편 궤양이 정면으로 촬영되면 경계가 분명하고 예리한 둥근 원형으로 보이게 된다. 이런 소견들이 가장 특징적이고 중요한 직접 소견이 된다.

또 다른 중요한 직접 소견으로는 궤양의 목부분에 나타나는 띠모양 내지는 선상의 검은 방사선 투과성 음영을 들 수 있다. 이는 궤양의 입구쪽 가장자리의 점막층에 의해 나타나는 것인데 점막부종이 두드러질 때는 작은 동산처럼 융기된 소견으로 보이거나 띠모양으로 보이며 주로 활동기의 궤양에서 볼 수 있다.

선처럼 보이는 것은 치유기의 궤양에서 주로 볼 수 있는데, 궤양이 점차 치유되어 가면서 점막부종이 가라앉아 정상에 가까와지면서 보이는 소견이다.

특히 양성인 소화성 궤양의 경과중에 이러한 변화를 보는 것은 매우 중요한 소견이라 하겠다.

X선 촬영으로 볼 수 있는 간접 소견으로는 '수레바퀴살' 모양으로 점막주름이 모여드는 양상을 들 수가 있다. 이것은 궤양이 있는 병소를 향해 수레바퀴살처럼 생긴 곱고 가지런한 점막 주름들이 모여 드는 것으로 역시 진단에 도움이 되는 중요한 소견이다.

3. 상부위장관 내시경검사

소화성 궤양의 확진율에 대해서는 아직도 우열의 논란이 있으나, 최근의 내시경의 발달로 인해 일반적으로는 내시경검사의 진단율이 더 높은 것으로 되어 있고, 진단이 애매한 경우 X선검사와 병행시 도움을 많이 받을 수 있다.

내시경검사에 대해서는 많은 환자들이 불안함을 느끼고 있는데, 최근에는 내시경 기계의 진보와 수기의 향상으로 검사

과정에서의 큰 어려움이나 돌발적인 위험이 생기는 일은 거의 없고 환자가 잘 협조만 하면 짧은 시간에 쉽게 끝낼 수가 있다.

또한 내시경검사는 미소한 병변이나 표재성 궤양의 관찰에 유리하고 출혈환자의 출혈 부위 확인 및 필요한 경우 조직검사까지 할 수 있다는 장점도 지니고 있으므로 증상이 있을 때는 꼭 검사를 받는 것이 좋겠다.

대개 검사 전 최소한 6시간은 금식을 해야 하는데 전날 밤부터 다음날 오전에 검사받을 때까지 금식을 하면 된다. 인후(咽喉) 점막을 국소마취해서 구역질을 방지하기도 하고, 위점막의 기포(氣泡)를 제거하는 약물을 검사 전에 먹으며, 위분비 및 위운동의 억제를 위해 필요한 주사를 검사 전에 맞게 된다.

위궤양은 위각부(胃角部)를 중심으로 소만부(小彎部)에 주로 생기지만 위의 어느 부위에서도 생길 수 있다. 치유되는 과정에 따라 특징적인 내시경 소견을 보이는데, 대개 활동기(A_1, A_2기), 치유기(B_1, B_2기), 반흔기(S_1, S_2기)로 구분하여 말하고 있다.

활동기의 A_1시기는 짧아서 곧 A_2로 이행한다. 초발 궤양의

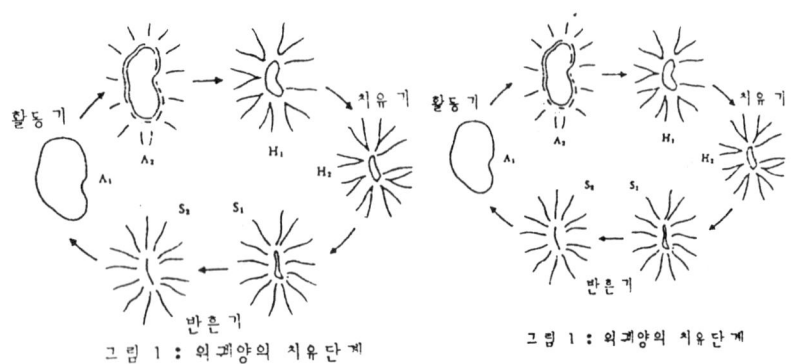

위궤양의 치유단계

경우는 전형적인 성상(性狀)을 나타내나 만성 궤양의 재발시나 급성 악화기의 경우에는 다양한 소견을 보일 수 있다.
　내시경 소견상 A_1의 백태는 두텁고 경계부까지 가로질러 넘어오며, 작은 출혈이나 혈액이 부착되어 있는 경우가 있고, 주위는 높이 융기되어 있으며, 발적·부종·미란 등의 염증성 소견이 강하다.
　A_2는 백태가 경계부까지 가로질러 넘어가는 소견이 없고, 경계가 명확해지면서 주위의 염증상도 점차 소실된다. 치유기는 궤양의 크기가 축소되고, 주위의 염증성 변화가 소실되면서 주변으로 위점막 주름(추벽)이 집중되는 소견을 보이는 시기이다.
　내시경 소견상 H_1은 궤양이 얕고 백태의 주변이 윌활하며 재생상피가 잘 보이고, 주위의 점막추벽이 병변의 주변까지 집중되는 것을 볼 수 있다.
　H_2는 궤양의 축소가 현저해지고 백태가 얇아지면서 재생상피가 넓게 관찰되는 시기이다.
　반흔기는 궤양의 점막 결손이 완전히 치유된 시기로 재생상피가 완전히 피복된 상태를 말한다. 내시경 소견상 S_1은 점막이 결손된 부위가 없어지고 재생상피만 붉게 남아있는 상태고, 추벽은 완만하게 뻗어 있다.
　S_2는 발적도 없어지고 재생상피가 두꺼워지면서 주위 점막과 같은 색조를 띤다. 주름의 집중도 없어진다. 이상과 같은 경과는 약제에 대한 치료 효과 및 암과의 감별에 유용한 지표가 되고 있다.
　십이지장 궤양은 대부분이 구부에 발생되는데 궤양의 치유과정에서 흔히 주위의 점막과 추벽을 형성하기 때문에 구부 및 유문부의 변형이 잘 초래되어 내시경적 관찰이 위궤양에 비해 좀 힘들지만 큰 문제는 없다. 또 위궤양과 마찬가지로 치유 과정에 따라 활동기, 치유기, 반흔기로 구분하게 된다.
　기타 검사시 소견으로 소화성 궤양의 진단에 특징적인 검사는 없으며, 앞서 언급한 방사선학적 검사와 내시경적 검사가 환자의 증상과 함께 가장 중요한 검사가 되겠다.

4. 감별 진단

　소화성 궤양의 유사 질환에 대한 감별은 임상증상, 진찰소견, 방사선 및 내시경검사로 보통 감별이 된다. 그러나 통증이 주로 느껴지는 심와부, 좌우 상복부에서 발생할 수 있는 다른 질환에 대해서 감별을 해 보아야 한다.
　감별을 요하는 질환들을 보면, 역류성 식도염, 식도궤양, 위염, 십이지장염, 위장기능 장애, 위의 종양, 십이지장의 종양, 췌장의 종양 등이다.
　위궤양과 십이지장 궤양은 앞에서도 언급한 것처럼 그 증상을 분석해서 정확히 감별할 수는 없으며, 방사선학적 또는 내시경검사로 감별해야 한다.
　역류성 식도염의 환자에서도 심와부와 흉골하부에 속쓰림을 호소하게 되는데 특히 과식을 하거나 반듯하게 누워 있을 때 호발하며, 복강내 압력이 증가할 때, 즉 몸을 구부리던지 물건을 들때 잘 생긴다.
　내시경검사를 하면 하부 식도에 염증의 소견을 볼 수 있고, 방사선검사로 역류를 관찰하기도 한다.
　일상생활에서 흔히 접하는 많은 약제들에 의해서도 심와부

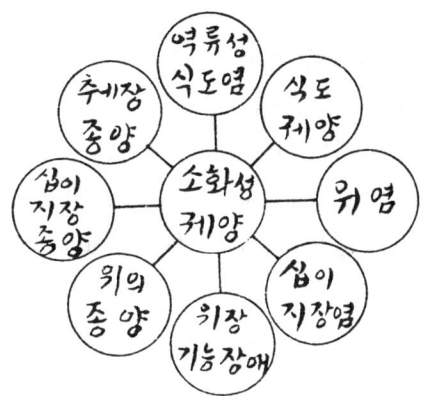

소화성 궤양과 감별해야 할 질환들

동통이나 속쓰림의 증상이 유발될 수 있는데 증상이 있는 환자들에서 특정 약물의 섭취 여부를 자세히 물어야 한다.

특히 아스피린, 비스테로이드성 소염제, 부신피질 호르몬제 등에 대해서 잘 확인해야 하고, 이들 약제가 궤양의 발생과도 관련이 있다는 사실을 알고 있어야 한다.

가장 중요한 감별 질환은 역시 위암과의 감별이 되겠다. 위암을 가진 환자는 일반적으로 나이가 많고 증상의 병력이 짧고 통증이 대개 지속적이며, 음식을 먹으면 통증이 증가되고, 식욕부진과 체중감소를 호소한다.

방사선학적 검사, 내시경검사 및 생검에 의한 병리조직학적 검사를 통해 감별을 하게 되는데 내시경을 통한 육안적 소견과 조직병리학적 소견이 맞지 않을 때는 반복적으로 검사를 하기도 한다.

내시경적으로는 진행암인 경우, 궤양부위의 높이가 불규칙하고 출혈과 혈액의 부착을 흔히 볼 수 있으며, 주변부도 불규칙하고 자극에 의해 쉽게 출혈하며, 암 침윤에 의해 융기되고 굳어 보인다.

  한편 단순히 상복부의 불쾌감 정도만 호소하는 환자에서도 조기위암이 있을 수 있으므로 50세 이상 환자에서는 내시경검사 등을 통해서 꼭 확인을 해 보아야 하겠다.

  위염 및 십이지장염 환자에서도 소화성 궤양과 유사한 증상을 호소하는 것이 보통이며, 전혀 궤양이 없는 환자들, 보통 기능성 위장장애 환자라 불리는 사람에서도 궤양 환자와 거의 흡사한 증상을 호소하는 경우가 많으므로 검사를 통해 감별을 요한다.

소화성 궤양의 치료 및 예방

이 종 철
한양의대 내과교수

1. 궤양 치료의 목표

궤양 치료는 궤양소(潰瘍所)를 치료하는데 그 1차적 목표가 있다. 그러나 증상을 완화시켜 정상적인 일상생활로의 빠른 복귀나 합병증을 예방하고, 재발을 줄이는 것 또한 중요한 일이다. 더우기 궤양이 위에 발생했을 경우(양성 위궤양)엔 치명적인 질환인 위암(악성 위궤양)과 감별을 요하는 경우가 많은데 치료시 추적 관찰을 하여 이를 빨리 발견하는 것도 중요한 일이다.

그외에도 소화성 궤양은 우리나라에선 가장 흔한 질환중 하나이며, 장기 치료를 요하는 경우가 많은데 비용을 절감할 수 있는 약물 선택 및 치료 방향의 설정을 간과할 수 없는 일이다.

2. 궤양 치료에 영향을 미치는 요소들

1) 담 배

담배가 궤양 치유를 지연시킬 뿐 아니라 재발을 유발하며 합병증의 위험도를 증가시키는 것은 의심의 여지가 없다. 담배를 피우면 위산분비가 촉진되고, 위, 십이지장의 정상 연동운동을 변화시켜, 소장의 내용물이 위로 역류하는 현상도 생긴다.

그 외에도 약물의 제산 효과를 감소시키며, 궤양소의 위벽을 재생시키는 물질의 생산을 감소시킨다.

통계적으로 볼때 궤양의 1년내 재발율이 담배를 피우지 않는 군에선 약 20%인데 반해 흡연군에선 72%의 재발율을 볼 수 있다.

그 외에 궤양 합병증중 가장 위험한 장천공의 경우도 87%가 흡연군이란 보고가 있다. 결국 궤양 치료시 금연은 절대적이라고 하겠다.

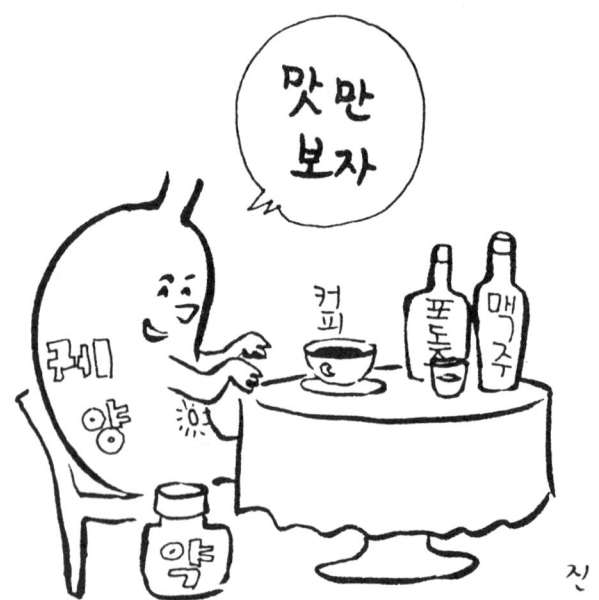

꼭 절제할 필요는 없지만 지나친 음주나 커피등은 삼가해야 한다.

2) 아스피린과 그외 비스테로이드계 소염제들

아스피린과 이들 소염제들이 위염이나 궤양을 일으키며, 위장관 출혈의 원인이 된다는 사실은 잘 알려져 있다. 관절염 등에 의한 동통으로 상기 약물을 꼭 사용해야 하는 경우를 임상에서 흔히 본다. 이 두 질환을 동시에 치료할때, 궤양 치료가 지연된다는 사실을 알아야겠다.

약물의 선택시 프로스타글란딘 유도체가 도움이 된다고 하지만, 전문의의 지시에 따라야 한다.

3) 기호 음료

커피는 강한 위산분비 촉진제이며 소화 불량증의 원인이 되지만 궤양 자체의 위험인자는 아니다. 물론 카페인을 뺀 커피나 맥주·포도주·홍차 등의 음료수도 강한 위산분비 촉진제이다. 그러나 실제적으로 최근 좋은 위궤양 치료제가 많이 개발되어 이들을 꼭 절제할 필요는 없다.

다만 지나친 음주나 다량으로 커피를 마시게 되면 치료가 지연되며, 특히 위가 비었을 공복시엔 삼가하는 것이 좋겠다.

4) 음식물

위의 기능이 맷돌과 같아 음식물을 죽과 같은 상태로 갈고, 또한 음식물이 위속에 있는 한 위산이 분비된다고 생각하면 소량의 유동식 음식물을 섭취함은 바람직하다. 아울러 위운동이 떨어지게 되는 취침시에 음식물을 먹으면 취침중 위산분비를 촉진시키게 되므로 야식은 바람직하지 못하다.

그외에 조미료나 향신료는 지나치게 사용하지 않는 한 해롭지 않다. 우유의 사용은 다소의 제산 효과가 있어 일시적인 증상 호전이 있지만 효과적이지 못하다. 오히려 우유는 많은 단백질을 함유하고 있어 위산분비를 촉진하므로 궤양 치료를 지연시킨다.

한편 흥미있는 사실은, 야채류 등 섬유질이 많은 음식을 섭취하면 궤양 재발율이 줄어든다는 사실이다.

5) 정신동태적인 요인

직업적, 경제적 요인 및 가족 내의 갈등 등으로 인한 스트레스가 많은 생활환경은 증상을 악화시키는 요소가 될 뿐더러 궤양 치유를 지연시킨다.

그 외에 환자와 의사간의 관계, 즉 신뢰도도 궤양 치유 및 증상의 개선에 중요한 영향을 미친다.

3. 내과적 치료의 원칙

1) 안정요법

심한 스트레스 환경에서 떠나, 가벼운 운동이나 독서 등으로 정신적 안정을 도모하는 것이 중요하다. 특히 궤양의 급성기 치료시엔 지나친 과로를 피해 육체적 안정을 도모해야 한다.

2) 식이요법

궤양 치료에 영향을 미치는 요소들에서 전술한 바와 같이 원칙적으로 유동식인 고열량 음식물을 소량씩 나누어서 여러 번 투여하는 것이 이상적이나, 최근 좋은 항궤양 치료제가 많이 개발되어 음식물의 선택엔 많은 신경을 쓰지 않아도 된다. 그러나 담배는 꼭 금해야겠다.

3) 약물요법

소화성 궤양은 위벽 세포에서 분비되는 위산 및 펩신 등의 위, 십이지장 점막을 피괴하고자 하는 요소(공격인자)와 이들로부터 자체 점막을 보호하고자 하는 점액분비 및 점막세포의 재생능력(방어인자) 사이에 불균형이 생겼을 때 유발된다.

결국 치료 약물제로는 공격인자 억제제로서 이미 생성된 위산을 중화시키는 제산제 및 위산분비를 근원적으로 차단하는 위산분비 억제제가 있다.

방어인자 항진제로는 약물로서 궤양소를 덮어 산, 펩신과 궤양 사이를 차단시켜 주는 도포제, 점액분비 재선제와 헐은 위벽세포의 재생력을 촉진하는 약제들이 있다.

(1) 제산제 :
이상적인 제산제의 조건으로는 ① 위점막을 자극하지 않을 것. ② 흡수되지 않을 것. ③ 중화력이 크면서 작용시간이 길 것. ④ 산반동현상(약물을 중단했을 때 산이 더 많이 나오는 현상)이 나타나지 않을 것. ⑤ 체내 산·염기 평형을 깨뜨리지 않을 것. ⑥ 부작용이 없을 것. ⑦ 가격이 저렴하며, 먹기 쉬어야 하는 등의 요건을 갖추어야 한다.

초창기에 제산제로 많이 사용되던 중조는 체내 흡수가 잘되고, 산·염기의 평형을 깨뜨려 이제는 사용되지 않으며, 탄산칼슘제제도 산반동현상이 심하게 나타나 사용하지 않고 있다.

최근 이용되고 있는 약물로는 마그네슘제제 및 알루미늄제제가 있는데, 마그네슘제제는 설사를 일으키고, 알루미늄제제는 변비를 유발시키는 부작용이 있어, 제약회사에 따라 이들을 적당량 잘 배합하여 부작용이 적도록 생산하고 있다.

예를 들면 미란타(Mylanta®), 암포젤(Amphojel®), 메렉스(Maalex®), 탈시드(Talcid®) 등이 있겠다.

제산제는 대개 15~30cc를 식후 1시간 및 식후 3시간과 취침 전에 복용한다.

급성기의 증상이 완화되면 투여 회수를 줄여도 좋다. 최근엔 증상이 완전소실되면 제산제를 사용하지 않는 것이 보통이다.

(2) 위산분비 억제제 :

H_2수용체 길항제 및 항콜린(Choline)제가 이 부류에 속한다. H_2수용체 길항제에는 시메티딘[Cimetidine(Tagamet®)], 래니티딘[Ranitidine(Zantac®)] 및 파모티딘[Famotidine(P-

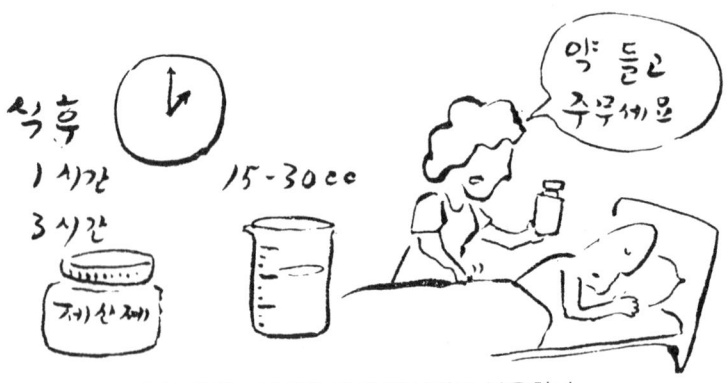

급성기에는 시간에 맞춰 제산제를 복용한다.

epcid®)]의 3종류가 공인되어 사용되고 있다.

　이들 사이엔 약효의 강도 및 지속시간 사이에 차이가 있어 시메티딘제제는 보통 매 식사후 200mg 및 취침전 400mg 복용한다.

　래니티딘은 300mg을 취침전 1회 복용하거나 150mg씩 나누어 사용하며, 파모티딘은 40mg을 취침전 1회 복용하거나 20mg씩 분복한다.

　이들은 작용시간이 길어 분복시 식사와 무관하게 12시간 간격으로 사용해도 좋다. 이들 약제 상호간의 위산억제 기능엔 차이가 있으나 궤양 치료율엔 차이를 보이지 않는다. 다만 시메티딘의 경우 양쪽 유방이 커지거나 성기의 발기부전 및 성욕감퇴의 부작용이 있어 장기간 사용시 주의를 요한다.

　이들 치료제는 꼭 전문의의 지시에 따라서 사용해야 한다. 항콜린제로는 피렌제핀[Pirenzepin(Bisvanil®)]이 사용되고 있다. 이는 50mg을 2회 혹은 3회 분복하여 사용하며, 제산 효과는 H_2수용체 길항제보다 낮으나, 작용기전의 차이로 H_2수용체 길항제와 병합 투여하면 좋은 효과를 기대할 수 있다.

　(3) 방어력 증강제 :

　궤양소를 덮어 산, 펩신 등과 같은 공격인자를 궤양소로부터 차단시키는 약제로는 수크럴페이트[Sucralfate(Ulcerlmin®)] 및 콜로이달 비스무드(Colloidal Bismuth(DeNol®)]가 있다. 최근 위궤양의 원인중의 하나로 세균(C. pylori)이 연구됨에 따라(아직 정설로 받아지고 있진 않으나), 이 균주(菌柱)에 작용력이 있는 콜로이달 비스무드(Colloidal Bismuth)가 흥미를 끌고 있다.

　아직은 수크럴페이트와 클로이달 비스무드 사이에 현격한

가격 차이를 보이며, 그 효능도 미지수여서 좀더 경험의 축적을 요한다. 그외 점액분비를 증가시키며 궤양소의 조직 재생을 도울 것으로 기대되는 약제로 프로스타글란딘(Prostaglandin)제제 (Cytotec®)가 있다.

4) 치료에 실패한 궤양

궤양 치료중 증상의 호전 없이 계속될 때, 먼저 치료에 실패하였는지 혹은 다른 질환, 즉 기능성 위장장애, 역행성 식도염 및 담도계 질환에 의해 증상이 계속되는지 조사해야 한다.

소화성 궤양인 경우, 12주간의 치료 후에도 낫지 않을 때 치료 불응성의 궤양으로 진단할 수 있으며, 약 55%가 이 범주에 속한다.

(1) 원 인 :

가장 흔한 경우는 환자가 적극적으로 치료에 따르지 않는 경우이다. 대개의 경우 증상이 호전되면 병이 나은 것으로 착각하여 투약을 중단하기 때문이다.

그 외에 흡연을 계속하거나, 유년기에 궤양이 생긴 경우, 궤양의 가족력이 있거나 정신적인 스트레스가 계속될 때도 가능하며, 소염진통제를 동시에 복용하고 있을 때 등이다.

다른 병적인 원인으로는, 치료하고 있는 위산분비억제제 보다 너무나 많은 양의 산이 분비되거나, 위점막 자체의 저항력에 이상이 생긴 경우를 볼 수 있겠다.

(2) 치 료 :

대부분의 경우, 치료 불응성의 증상은 실제 소화성 궤양에

제2장 소화성 궤양편   107

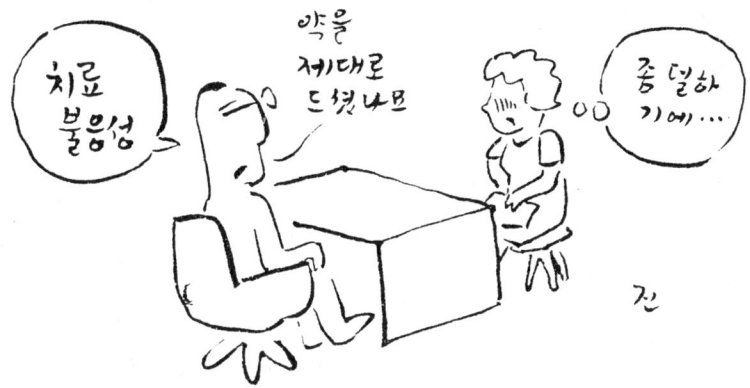

치료에 실패하는 가장 흔한 원인은 적극적으로 치료를 하지 못한 경우이다.

의한 것인지 위내시경으로 확인해야 한다. 치료불응성 궤양으로 확인되면 수술적 치료를 고려하기 전에 몇가지 다른 선택을 시도해 볼 수 있다.

첫째, 동일한 치료제로서 수면증 위산분비 억제가 소화성 궤양 치료의 중요한 요소가 되므로 취침전 용량을 시메티딘의 겨우 800mg으로 증량하던지, 래니티딘 600mg을 2회 분복사용할 수 있겠다.

둘째, 위산분비 억제제를 그 기능이 다른 종류로 대체 사용하는 시도를 할 수 있으며, 셋째, 작용기전이 다른 약제들간의 병합사용으로 치료를 기대해 볼 수 있다.

5) 재발성 궤양의 치료 및 관리

궤양의 재발 원인은 잘 알려져 있지 않다. 그러나 흡연이 재발을 일으키는 주요 요인이며, 그외에도 위산 증가와 밀접한 관계가 있음은 알려진 사실이다.

  십이지장 궤양의 경우, H_2수용체 길항제 사용시 1년내 재발율은 85% 정도이며, 콜로이달 비스무드 사용시 약 60%의 재발을 볼 수 있다.

  위산분비 억제제 사용시 투약을 중지하면 대개 2~3일 후 산 반동이 생겨 위산분비가 증가하며, 이 현상은 약 4~6주 정도 계속된다고 생각한다.

  소화성 궤양의 초기 치료후, 취침 전에만 위산분비 억제제를 약 1년간 장기 투여한 조사에 의하면 궤양의 재발율이 현저하게 감소하여 15~40% 정도로 나타났다. 이때엔 시메티딘 400 mg, 래니티딘 150mg 혹은 파모티딘 20mg을 취침시에 사용한다. 이 경우 위산분비 억제제 투여를 중단하면 불행하게도 재발율이 사용 전과 동일해진다.

6) 외과적 치료의 적응증

  합병증이 발생하였을 때와 내과적 치료가 실패했을 때로 대별할 수 있다. 수술을 요하는 합병증으로는 ① 유문협착을 일으켜 위내용물의 통과장애를 일으켰을 때, ② 궤양소가 천공을 일으켜 한국성(限局性) 혹은 전반적인 복막염을 일으켰을 때, ③ 심한 위장관 출혈을 일으켜 다량의 수혈을 필요로 할때, ④ 궤양소에 암성 병변이 합병했거나 그러한 의심이 있을 때이다.

  내과적 치료의 실패로는, ① 철저한 내과적 치료를 12주간 계속해도 완전 치유에 달하지 못하며 증상이 계속될 때, ② 일단 치유된 궤양이더라도 수차에 걸쳐 재발 할때, ③ 환자의 협조가 부족하여 철저한 치료가 불가능할 때가 수술적 치료의 적응이 된다.

제 3장
기능성 위장장애편

기능성 위장장애의 개요

박 경 남

한양의대 내과교수

　기능성 위장장애란 어떠한 특별한 병변이 없거나, 현재 보편화 된 진단 기술로는 밝힐 수 없는 원인에 의한 위장질환을 말한다.
　결국 기능성 위장장애라고 진단을 하려면 다른 질환을 배제해야만 가능하다. 그러나 원인 병변을 찾아보고 없다고 하여 바로 기능성 질환으로 진단하는 것에는 무리가 있다.
　기능성 위장장애의 대표적인 질환으로는 목에 무엇인가 계속 걸려 있는 듯한 증상을 호소하는 글러버스(globus), 전반적인 식도경련, 공기연하증, 위유문부 십이지장 수축, 장내 가스에 의한 증상, 만성 변비와 설사, 과민성대장증후군, 담도계 운동이상 등이 있는데 이들이 단독 또는 복합적으로 나타난다.
　또한 기질적인 원인이 있다고 해서 반드시 그것이 증상을 야기한다고 볼 수 없으므로 기능성 질환과 기질적 질환의 공존 가능성도 고려해야 한다. 어떤 경우에는 기능성 위장장애라고 생각되었던 환자가 후에 암 등의 중요한 기질적인 질환이 있었음을 흔히 경험할 수 있다.
　의학의 발전에 따라 과거에 기능성 위장장애에 속하던 질환들이 현재는 정확한 원인기전이 밝혀지는 경우도 많다.

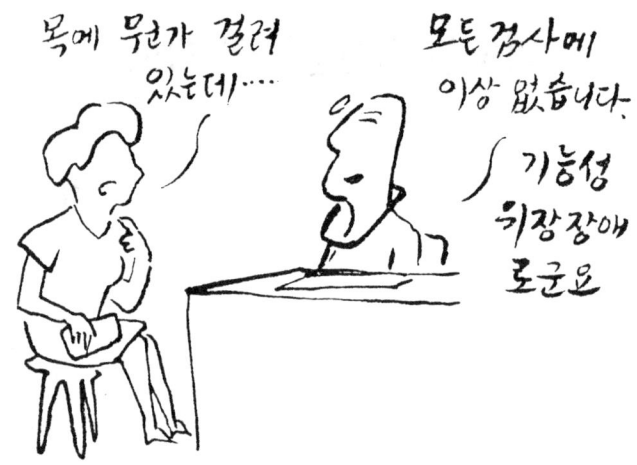

기능성 위장장애라고 진단하려면 다른 질환을 배제해야 한다.

기능성 위장장애 증상이 있는 경우, 이것이 정상적인 생리현상인지 병적인 것인지를 구별하는 것도 매우 모호하므로 환자가 호소하는 증상과 의사의 판단을 잘 비교하여 진단하여야 한다.

1. 임상소견

1) 연령과 성별

발생연령은 기질적인 질환에 비해 약간 젊은층에 많지만 큰 차이는 없다. 즉 젊은층, 중년, 노년에 고루 나타난다고 볼 수 있다.

성별에 있어서는 남자에서보다 여자에서 더 흔하다. 많은 연구 보고서에서 여자와 남자의 비를 약 2.5 : 1로 보고하고 있다.

2) 임상 증상

기능성 질환과 기질적 질환 사이에 구별될 만한 특별한 증상은 없다. 그러나 증상을 분석해 보면 기능성 장애를 의심하는 데 도움이 될 수 있다.

(1) 증상의 기간 :
증상의 기간이 기능성 질환의 증상에 있어서 가장 뚜렷한 특징으로 볼 수 있다. 일반적으로 기능성 질환의 증상은 오랜 기간 지속될 뿐만 아니라 계속 증상이 있는 경우가 흔하다.

증상의 빈도와 강도가 변동할 수는 있으나 증상이 없는 기간은 거의 없다고 호소한다. 반면, 기질적인 원인의 경우에는 완전히 증상이 없는 시기와 급성 동통의 기간이 구별된다. 기간이 길수록 기능성 질환일 가능성이 높고 짧을수록 기질적 원인일 가능성이 많다는 이야기도 있다.

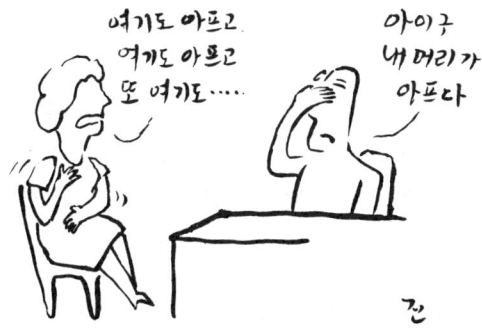

기능성 질환의 경우 증상이 다양하고 과장되어 있다.

(2) 증상의 형태와 변동 :

　기능성 위장장애 환자가 호소하는 증상의 특징으로는 호소하는 증상의 숫자가 많고 다양하며, 다른 장기의 증상도 동반되는 경우가 많고 과장된 표현을 나타낸다.

　분명한 질병이 있는 경우에는 호소하는 증상의 수가 적고, 증상이 있는 장기도 한가지 정도로 나타난다. 예를들면 직장암의 경우에 직장에 해당하는 증상이 주로 나타나며 기간도 짧다. 기능성 질환 환자의 경우에는 증상도 다양하지만 같은 증상도 과장해서 표현한다.

(3) 위장관 기능과 연관된 증상 :

　일반적으로 기능성 위장장애의 증상은 식사에 의해 악화되고, 과식시에 더 심해지며, 환자는 공복상태에 좀 편안함을 느낀다.

　복부 불쾌감이 대변을 보고 나면 호전되고 배변 직전에 가장 심하다. 복통의 경우 기능성 장애때는 아침 이른 시간에 증상이 많고, 저녁 늦은 시간에도 많은데 후자에 더 심하다. 그러나 기능성 질환인 경우에는 야간에 수면을 방해하지는 않는다고 한다. 그러나 우울증을 동반한 경우에는 불면증을 호소하기도 한다.

　음식과의 관계에 대해 알아보면, 특별한 음식을 먹은 후 증상의 악화를 호소하지만 심한 증상이 있는 기간동안에는 어떤 음식이나 음료도 증상을 야기한다고 호소한다. 또한 커피나 술에 의한 증상의 악화도 기질적인 병변이 있는 환자에서보다 흔히 호소한다.

(4) 체중의 변화 :

체중이 비교적 안정된 상태로 유지되어 온 환자에서 최근에 갑자기 15% 이상의 체중감소가 있는 경우에는 기능성 장애보다 기질적인 질환을 강력히 의심해 보아야 한다.

(5) 정서변화와의 관계 :

우울증, 신경과민 등의 정서적 이상소견에 대해 물어보면 환자 자신은 기질적인 질환 환자에 비해 기능성 위장장애의 경우 이들 신경과민 등을 부인하지만 실제로는 우울증이나 정신적 스트레스를 소화기 증상으로 호소하는 경우가 많다.

(6) 가족력 :

기능성 위장장애가 가족적으로 발생하는 경향이 있다. 이러한 경향이 유전적인 것인지, 후천적으로 얻게 되는지는 아직 확실하게 알려져 있지 않다.

3) 진찰 소견

어떤 기질적인 원인이 되는 진찰 소견을 찾아 보는 것이 중요하다.

기능성 위장장애 환자의 얼굴 표정, 외모 등도 특징이 있으며, 손은 차고 땀이 많고 근육긴장, 진찰시에 과민한 반응 등을 보인다.

2. 객관적인 검사 소견

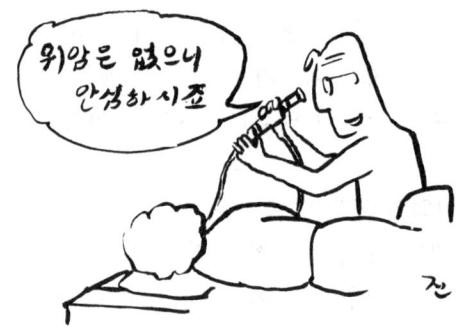

방사선학적 초음파, 내시경적 검사가 필요할 수 있다.

임상소견으로 보아 기능성 질환이 강력히 의심되어도 검사실 소견과 영상진단법을 이용하여 판단해야 한다.

1) 검사실 소견 :

기능성 질환을 의심하는 환자에서 시행하여 진단에 도움을 줄 수 있는 검사방법으로는 피검사, 소변검사, 대변검사, 여러 가지 생화학검사를 시행하여 대장 증상의 경우 당뇨가 있으면 환자의 증상이 설명될 수 있다.

빈혈이 있는 경우는 출혈성 병변일 가능성이 있어 자세한 조사를 하게 된다. 그러나 검사실 소견이 비정상으로 나왔다고 해서 임상소견과 환자의 상태와 종합하여 판단하지 않으면 불필요한 정밀검사를 하게 되므로 주의해야 한다.

2) 영상진단

어느 정도까지 방사선학적 초음파, 내시경적 검사를 해야 하는지는 의사의 진찰이나 문진에 의해 다양하게 결정된다.

대장장애 증상을 보이는 경우에는 직장경검사와 대장조영술을 시행하게 되며, 상부 위장관 이상 증상을 보이는 경우에는 상부 위장관 조영술이 적절하다. 그러나 상부 위장관 증상의 경우 위내시경 검사를 첫번째 검사로 선택할 수도 있고, 우리나라와 같이 위암의 조기발견이 중요시 되는 경우에는 위내시경검사가 더욱 유용하리라 생각된다.

3) 다른 진단적 검사 :

위장 운동의 측정방법으로 계측검사(計測檢査)가 있는데 아직까지 임상에 적용하기는 보편화 되어 있지 않고, 상부 위장관 조영술을 보면서 상부 위장관의 운동성을 관찰하는 것이 도움을 주기도 한다.

3. 치 료

치료가 도움은 되지만 완치되는 경우는 드물고 재발이 많다. 정기적인 대화를 통한 정신적 치료가 도움이 될 수 있고, 중요한 것은 환자로 하여금 이 질환이 염증성 질환이나 암으로 진행되지 않는다는 것을 확신시켜 주는 것이 중요하다.

정신적인 스트레스와 증상의 악화를 야기하는 요인을 이해하여 제거하는 것이 도움이 된다. 아직 까지는 모든 약제에 의한 치료 반응이 다양하여 특별한 식이요법이나 약제가 없으나 환자의 증상에 따라 여러 약제를 변화하여 투여해 효과를 기대해 보기도 한다.

기능성 위장장애의 원인

옛말에 '사촌이 땅을 사면 배가 아프다'느니, '시어머니가 돌아 가시자 며느리의 10년 묵은 체증이 없어졌다'는 등의 말이 있다. 과연 이러한 이야기들을 과학적으로 설명할 수 있을지에 대해 많은 사람들이 과거부터 궁금해 했다.

그리고 우리 주위에는 '배가 거북하다', '소화가 안된다', 트림·구역·변비·설사 등 여러가지 증세로 오랫동안 고생하던 사람이 병원에 가서 여러가지 검사를 받았는 데도 환자 마음에 쏙 들고 시원한 설명을 듣지 못해 고개를 갸우뚱하는 경우가 허다하다.

이와 같은 경우에 겨우 기능성 위장장애 또는 신경성 위장장애라는 진단을 받고 자기 병명을 막연하게 신경성 또는 의사가 잘 진단하지 못하는 묘한 병으로 알고 있는 환자가 많다. 따라서 이처럼 신경성 또는 과민성으로 불리워지는 것들이 과연 어떠한 원인과 기전으로 발생되는지에 대해서 현재 관심이 집중되고 있다.

의학적으로 기능적이란 말은 환자가 괴로워 하는 증상의 원인이 될만한 장기의 형태적 병변이 발견되지 않고 증상만을 나타내는 경우를 말한다.

학자에 따라서는 유문부 협착 및 폐쇄, 수술로 미주신경

제3장 기능성 위장장애편   119

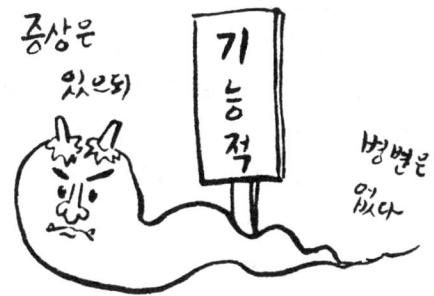

증상은 있으나 원인이 될만한 병변은 발견되지 않고 있다.

을 절단한 위, 당뇨성 위장장애, 마비성 장마비 등 위장관의 운동, 변화를 초래하는 모든 경우를 포함시키기도 하지만 일반적으로 앞의 경우를 이야기 한다. 그러면 어떠한 원인으로 기능성 위장장애가 발생되는지 알아보기 위해 우선 위장관의 정상 기능과 조절인자에 대하여 알아둘 필요가 있다.

우리가 섭취한 음식물은 식도→위→소장→대장을 지나는 사이에 소화 흡수되는데, 우선 입에서 치아의 저작운동에 의하여 잘게 부숴지고, 타액과 섞이어 소화되는 것으로 시작된다.

잘게 부숴진 음식물은 연하운동으로 식도에 들어가서 규칙적인 연동 수축파에 의해 위로 넘어 간다.

이때 위는 음식물이 들어오는 자극으로 위의 가장 상부인 위저부가 확장되어 잠시 저장소의 역할을 하고 이곳에 머무는 동안 소화액과 작용한다. 그리고 위의 하부인 전정부에서는 규칙적인 수축운동으로 음식물을 다시 잘게 만들고 소화액과 작용시키어 음식물을 십이지장으로 배출시킨다.

이때 음식물이 위에서 십이지장으로 이동하는 것은 음식물의 지방질・산도・삼투압에 의해 조절되고, 십이지장으로 음식물이 넘어가면 담즙과 췌장액 분비가 일어난다.

소장에서는 소장의 전후 운동으로 음식물과 소화 효소를 섞어 흡수를 용이하게 한다. 마지막으로 대장은 주로 수분과 염분의 흡수 그리고 대장 세균 작용으로 일부 음식물 찌꺼기를 분해한다. 이렇게 소화, 흡수되고 남은 음식찌꺼기는 직장에 보관되었다가 대변으로 배설된다.

대변의 배설작용은 대장의 연동운동, 복압상승 그리고 항문괄약근 이완 등의 복합작용으로 일어난다. 이처럼 복잡한 위장관 운동 기능의 조절은 완전히 규명된 것은 아니지만, 현재까지 알려진 바로는 다음에 이야기할 세가지의 밀접한 유기적 관계로 조절된다.

첫째는 중추신경계이다. 중추신경계는 어떤 생각이나 감정, 스트레스 등과 같은 정신적인 자극이 있을 때 신경조직에서 나와 장기를 자극하는 여러 종류의 신경전달 물질을 분비하여 장을 조절한다. 실제로 인간 중추신경계의 여러 가지 신경전달 물질들이 위장관에서도 발견되고, 이를 동

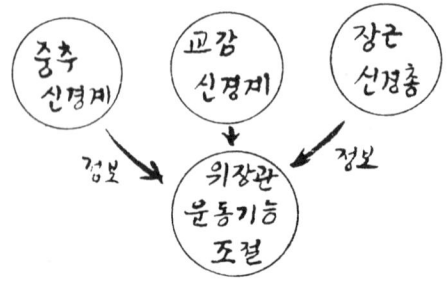

정신적, 신경내분비적, 그리고 위장관 조절기능 등 상호간의 부조화가 일어나면 기능성 위장장애를 초래한다고 생각한다.

물에 투여하면 구토, 위장운동의 변화가 일어나는 것을 볼 수 있다.

둘째로 자율신경계이다. 자율신경계는 본인의 의사와 무관하게 작용하는 신경으로 상부위장관(식도·위·십이지장)은 부교감신경이 지배하고, 소장·대장·직장과 같은 하부장관은 교감신경이 조절한다. 따라서 자율신경은 위와 십이지장의 연동운동은 물론 직장의 수축과 항문괄약근의 이완을 유기적으로 연결시켜 준다.

셋째로 위장관 벽에 분포하고 있는 장근신경총이다. 수백만개의 신경세포로 구성되어 있는 장근신경총은 장에 들어온 음식물이나 장벽의 염증, 긴장 등 장 국소부위의 정보를 자체적으로 통합 정리하는 일을 한다. 그리고 중추신경과 자율신경으로부터 여러가지 경로를 통해 받은 정보를 종합하여 장을 자율적으로 조절하는 역할도 한다.

위에서 간단히 이야기 한바와 같이 위장관은 그냥 움직이는 것이 아니라 여러가지의 경로로 받은 정보에 의해서 운동이 조절된다.

따라서 위장관 운동에 영향을 주는 정신신경, 내분비 그리고 위장관 자체의 조절기능 등 이들 상호간의 부조화가 발생하는 경우에 기능성 위장장애가 초래된다고 생각한다. 그리고 최근 개발된 장내압검사, 장근전도, 동위원소 또는 바륨을 이용한 위 배출능검사 등을 기능적 위장장애 환자에게 실시해 보면 정상인과 다른 운동장애를 보이고 치료 후 증세가 소실되면서 검사 소견도 정상화 되는 것을 관찰할 수 있다.

이러한 기능의 부조화를 유발하는 원인으로는 우선 정신적인 요인, 특히 스트레스를 들 수 있다. 기계화 되는 사회

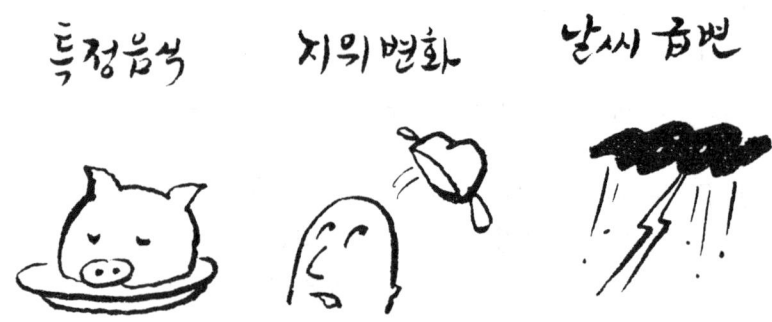

그 외의 원인이 되는 것들

생활이나 가족이나 이웃간의 마찰로 야기되는 여러가지 스트레스와 갑작스런 정신적 충격 등이 모두 포함된다.

특히 불안증이나 우울증의 경향이 있는 사람에서 과민성 대장증후군과 같은 기능성 위장장애가 발생되기 쉽다. 그리고 자극에 장근신경총의 반응도가 예민한 사람에게 스트레스 등의 정신적 요인이 가해지면 더욱 자주 발생된다.

정신적 요인 외에도 특정 음식, 직업이나 사회적 지위의 변화, 날씨 등 주위의 급격한 변동도 원인으로 생각되고 있다.

그러나 스트레스는 사람마다 미치는 영향이 천차만별이고 동일한 사람에서도 시간에 따라 달리 느껴질 수도 있고, 주위 환경의 변화도 개인에 따라 미치는 영향을 객관적으로 평가하기 힘들어 원인으로 단정할 수 없는 점이 없지는 않다. 그러나 기능성 위장장애 환자의 약 반수에서는 장 운동장애가 검사에서 나타나지 않기 때문에 이러한 운동장애만으로는 아직까지 증상 설명이 완전히 되지 않는다. 그러나 과거에는 생각하지도 못했던 기전이 최근 활발한 연구의 결과로 많이 밝혀지고 있고 여러가지 검사법의 활용으로 더 많은 진전이 기대되고 있다.
 이같은 추세로 미루어 본다면 10여년 내에 정확한 원인 규명이 이루어져 근본적인 치료가 가능할 것으로 추측되어 매우 고무적이다.

기능성 위장장애의 증상

박 경 남

한양의대 내과교수

1. 과민성 대장증후군

1) 정의 및 발생기전

　과민성 대장증후군이란 위장관의 운동기능 장애에 기인하며, 나타나는 증상에 따라, 1) 통증이 있는 과민성대장증후군, 2) 무통의 설사, 3) 무통의 변비, 4) 대장 증상이 없이 나타나는 소화불량 등으로 대별된다. 또 다른 분류에 의하면, 1) 통증이 있는 변비, 2) 무통의 설사, 3) 변비 설사의 변동 양상 등으로 나눌 수 있다.
　장 운동의 자세한 검사에 의해 위와같은 각 종류의 과민성대장증후군에 있어서는 각각의 특이한 운동 양상을 보이고 있다. 예를 들어 무통의 설사 환자에서는 대장 운동이 저하되어 있고 통증이 있는 변비의 경우에는 대장의 근육수축이 정상인에 비해 증가되어 있으나 연동운동에 의한 배변작용은 저하되어 있어 통증과 변비가 같이 나타난다.
　어떤 경우에는 대장뿐만 아니라 식도·십이지장·소장에 이르기까지 전 위장에서 과민성을 나타낸다.

제3장 기능성 위장장애편 125

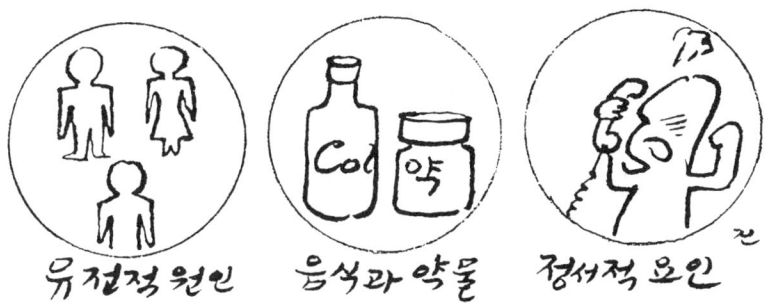

과민성대장증후군의 원인 몇가지

또한 특징적으로 위·대장 반응을 보여 식후에 장관의 이동 속도가 증가된다. 복부 불쾌감과 불규칙한 배변 습관의 원인은 주로 장관벽의 근육 긴장의 변화에 기인한다.

(1) 유전적인 원인 :
가족적인 양상을 나타내고 증상이 상당히 오랜기간 지속되는 것으로 보아 이러한 경향은 선천적으로 타고남을 시사한다.

(2) 과민성 음식과 약물 :
지나치게 탄수화물을 많이 섭취하면 발효시의 부산물에 의해 과민성대장증후군의 증상을 야기할 수 있고, 커피나 콜라와 같은 음료가 흔히 악화 요인이 된다. 항생제, 강심제, 고혈압 치료제가 증상을 악화시킬 수 있다.

(3) 정서적 요인 :
정서적인 요인으로는 대인관계의 어려움, 정신적, 사회적 스트레스 등이 환자에게 동반되어 있을때 작용될 수 있고, 일시적인 악화요인도 된다.

(4) 그 밖의 요인으로는 음식물 알레르기, 감염, 위장관의 해부학적 불완전 등이 소수의 예에서 관계되고 있다.

2) 임상 증상

　　보통 중년 여성에 많고, 신경질적인 사람에게 더욱 많다. 어떤 사람들은 과거에 수술을 받았던 경험을 갖고 있는데 이경우는 여러가지 진단을 의심하는 증상을 호소하기 때문에 과민성 대장증후군의 증상을 나타내는데, 다른 기질적인 원인을 제거해도 증상이 남는 경우에 해당할 것이다.

　　환자는 증상을 심각하게 호소하지만 대부분 환자들의 건강 상태는 양호해 보인다. 가정의학과 의사, 내과 전문의, 소화기 전문의 모두에게 가장 흔히 호소하는 소화기 증상의 하나이다.

　　40대와 50대에 많은데 이 시기가 스트레스와 좌절이 가장 많은 시기로 생각된다. 육체 노동자에 비해서 정신 노동자에서 더 많이 나타난다고 되어 있다. 증상은, (1) 복부 불쾌감, (2) 불규칙한 배변 습관, (3) 대변의 변화가 대표적이다.

　　동반되는 증상으로는 목에 무엇인가 걸려 있는 듯한 느낌, 구역질, 속쓰림, 트림, 가스배출, 가슴이 두근거리는 증상, 숨참, 소변을 자주 보는 증상, 피로, 권태, 무기력, 의욕의 저하 등 소화기의 증상이 많이 나타날 수 있다.

　　(1) 복부 불쾌감 :
　약간 불편한 정도에서 격심한 통증까지 다양한 양상을 보인다. 불쾌감을 느끼는 부위로는 간장 부위, 비장 부위, 대장부위에 나타날 수 있다.

부위에 따라 간굴곡(肝屈曲 : hepatic flexure) 증후군, 좌결장곡(左結腸曲 : splenic flexure) 증후군 등을 표현하며, 그 밖에 여러 부위에 통증을 야기할 수 있다. 복통은 경련성이며 쥐어짜는 듯하고, 팽만감, 거북한 느낌, 압박감 등으로 호소할 수 있다. 하루 중에 아침, 저녁 등으로 특별한 변화는 없고, 음식이나 자세, 운동과도 어떤 특별한 연관성이 없다. 증상의 악화 요인으로는 정신적인 스트레스, 월경, 폐경기 등이 있다.

(2) 불규칙한 배변 습관 :
변비 : 변의 감소, 변이 굳고 조약돌과 같은 변을 본다.
설사 : 물과 같은 변을 보고 조금씩 자주, 잘게 나누어진 변을 보며, 점액이 보이는 수도 있다. 대변에 피가 섞이는 경우는 기능성 대장질환에서는 볼 수 없는 증상이다.
가스가 차는 듯한 느낌은 간장 부위나 비장 부위에서 많이 나타나는데 그 이유는 이 부위에 정상적으로 가스가 잘 모이는 곳이기 때문이다.

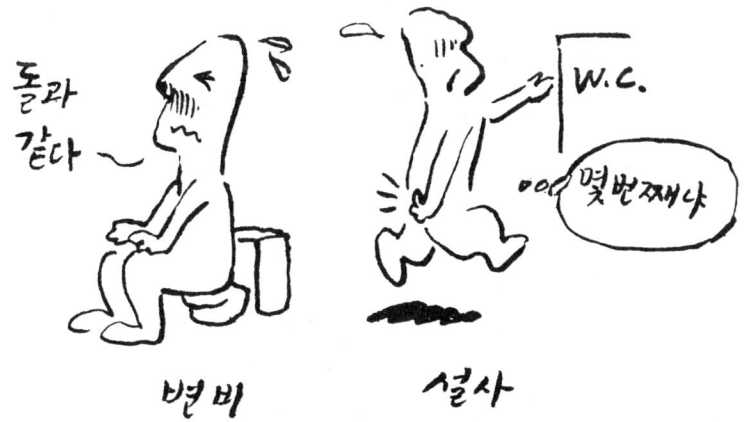

배변 습관은 불규칙하다.

3) 진찰 소견

보통 손은 차고 땀이 많이 나고, 여성의 경우 화장을 많이 하거나 꾸민 듯한 옷차림을 볼 수 있고, 목소리는 떨리고 부적절한 웃음 또는 울음을 보이는 수도 있다. 가장 특징적인 소견은 영양상태가 양호하다는 것이다.

배를 진찰하면 배는 가스에 의해 팽만될 수 있고, 장이 수축하고 있는 부위는 누르면 통증을 느낄 수 있다. 손가락을 넣어 직장검사를 해보면 수축을 보이고, 과민한 직장을 느낄 수 있으며 직장경 검사시에 점막은 정상이고, 표면은 원활하나 많은 점액이 관찰되기도 한다.

4) 검사실 소견

대변검사에 의해 기생충이나 아메바, 잠혈반응을 보여 방사선 검사에 의해 종양이나 염증성 대장질환을 판단할 수 있다. 대장 내시경검사는 X선검사에서 이상소견이 있거나 애매한 경우에 시행하게 된다. 대장 운동성의 측정은 아직 연구단계이며 진단적인 용도로 널리 사용되고 있지는 않다.

5) 감별을 요하는 병

과민성대장증후군으로 판단하기 전에 고려해야 할 질환으로는 대장의 게실염(憩室炎), 종양, 궤양성 대장염, 크론씨병, 충수돌기염, 흡수장애증후군, 소화성 궤양, 산부인과적 질환, 방광염, 심폐질환, 당뇨병과 갑상선기능항진증 등의 대사성 질환을 포함한 많은 증상이 있다.

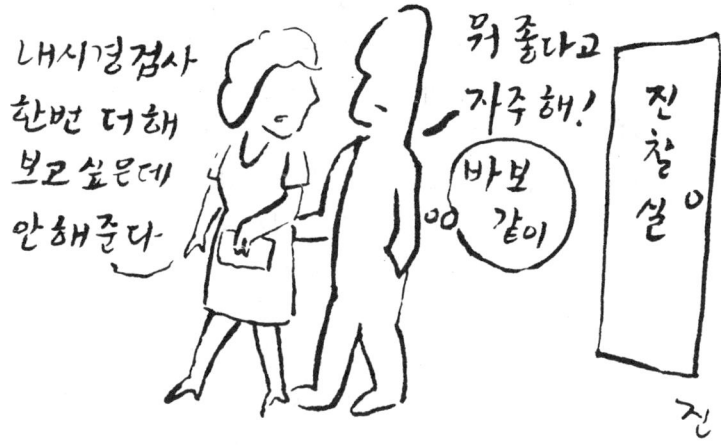

과민성대장증후군은 자주 내시경 검사를 할 필요가 없다.

6) 치　　료

치료에 의해 증상의 완화 등에 도움이 되지만 완치되는 경우는 거의 없고 재발이 나타난다. 정기적인 의사와의 면담을 통한 정신적인 치료가 도움이 될 수 있다.

중요한 것은 환자로 하여금 이 질환이 일반적으로 염증성 장질환이나 암으로 진행되지 않는다는 것을 확신시키는 것이 필요하다. 정신적인 스트레스가 증상의 악화와 관계가 있다는 것을 이해하면 이 질환을 대처하는데 도움이 된다.

과민성대장증후군이라는 진단이 내려지면 정기적인 진찰과 대변검사를 적절한 간격으로 시행해야 적당하고 자주 내시경 검사를 하거나 방사선학적 검사를 하는 것은 불필요하다.

변비가 있는 경우에는 대변의 분량을 많게 하는 약제가 도움이 되고 복통이 있는 경우는 항경련제의 사용으로 증상의 완화를 보일 수 있다.

신경안정제나 항우울제의 사용으로 증상의 호전을 볼 수 있고, 최근에 대장운동의 정상화를 위한 여러 약제가 소개되고 있으나 아직 그 효과가 입증되지는 않고 있다.

아직까지는 모든 약제에 의한 치료 반응이 다양하게 나타나기 때문에 특별한 식사요법이나 약제가 없으나, 식사후에 증상이 악화되는 경우 식사의 종류를 자세히 관찰하여 증상의 유발이나 악화를 일으키는 음식은 절제하는 것이 증상 치료에 도움이 된다. 약제도 환자의 증상에 따라 변화있게 처방하게 된다.

끝으로 정신적인 스트레스가 증상을 악화시킬 수 있으므로 이에 대한 환자와 보호자, 의사의 협조와 꾸준한 노력으로 증상을 완화시킬 수 있으며 과민성대장증후군 환자로 생활에 불편을 호소하지 않는 경우에는 정신적인 안정과 자신감을 줌으로써 환자라는 생각을 버리고 정상인과 똑같은 생리적 현상으로 받아들여 대처하는 것도 현명하리라 생각된다.

기능성 위장장애의 진단

선 희 식
가톨릭의대 내과교수

　기능성 위장장애가 있으면 기질적 질환에서와 비슷한 구역·구토·동통·헛배부름·복부 팽만감·설사·변비 등의 증상이 나타나지만, 출혈·황달 및 복수와 같은 기질적 질환의 뚜렷한 증상은 나타나지 않는다.
　또한 기질적 질환과 다른 점은 질병의 경과 및 자연병력이 일정하지 않아서 얼마동안 치료를 하면 호전되고 치유된다는 것을 확실히 예측하기 어렵고, 임상증상이 행동변화나 정서변화에 따라 쉽게 변하고, 위장관에 궤양·종양 또는 협착 등 해부학적 변화가 생기지 않으며, 증상이 악화되더라도 중한 기질적인 질환으로 진행되지는 않는다는 특징이 있다는 점이다.
　기능적인 위장장애의 범위는 넓은 의미로 보면 식욕감퇴, 공기연하증, 위식도 역류, 소화 불량증, 심리적 구토증, 신경성 식욕부진 및 과민성대장증후군(대장과민, 과민성 대장염), 변비증, 배변 실금 등이 모두 포함되지만 빈도가 흔한 예들을 위주로 보면 궤양이 없이 오는 소화불량증, 위식도 역류, 과민성 대장염 및 변비증 등이 있다.

1) 기능성 위장장애의 진단

기능성 위장장애는 정신적인 운동장애가 생겨 여러가지 증상을 일으키는 일이 대부분을 차지한다. 따라서 해부학적으로 궤양·종양 및 협착·확장 등 변화가 있는 기질적 질환이 없다는 것을 증명해야 진단할 수 있다.

임상증상이 나타나면 먼저 기질적인 질환이 없는지를 증명하기 위해 소화관 X선 진단(위장·소장·담낭·대장 등), 내시경검사 및 생검 등을 우선해야 되며, 위장관 운동장애가 있는지를 알아보기 위해 음식을 먹고 난후 통과하는 동안에 영상진단(투시 및 동위원소 주사)을 하거나 소화관 내의 내압(內壓)을 측정하고, 또 위장관 벽의 수축을 전기적으로 측정하는 방법 등이 있다.

2) 궤양없이 오는 소화 불량증

임상적으로는 식후 팽만감·불쾌감·조기 만복감·복통·

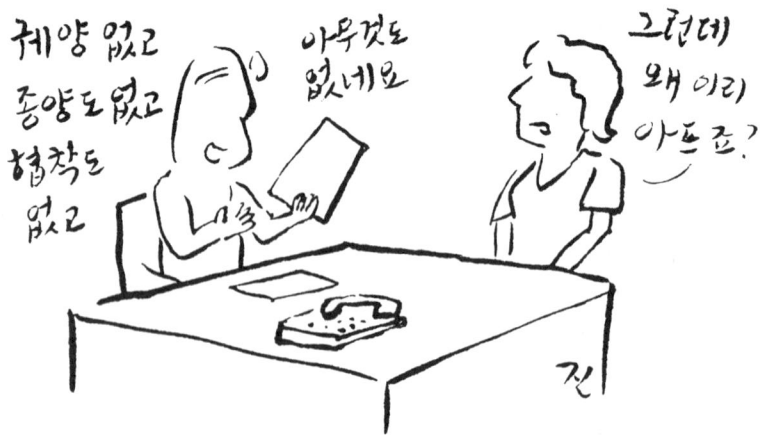

진단은 기질적 질환이 없다는 것을 확인하는 것으로 가능하다.

구역 및 식욕부진 등이 있고, 이런 증상들이 호전과 악화를 반복하면서 3개월 이상 계속될때 만성 소화불량증이라고 할 수 있다.

먼저 상부 위장 X선이나 위 내시경검사를 시행해서 기질적 질환인 위궤양이나 위암 등이 없다는 사실을 확인하고 이런 질환이 없으면 담낭조영술이나 초음파검사를 통해 담석증이나 담도질환, 췌장질환 등이 없는지를 확인해야 된다.

위산분비는 정상대조군과 차이가 없지만 음식과 동위원소를 혼합해서 위에서 배출되는 것을 동위원소 주사(走査 : scanning)로 보면 고형음식이나 유동음식은 모두 위배출 시간이 지연된다고 한다. 위 및 소장의 내압을 측정해 보면 정상인 경우도 있지만 위십이지장의 수축이 적어지거나 많아지거나 또는 경련성을 띄기도 한다고 알려져 있다.

3) 위식도 역류

위가 횡격막 열공 위로 올라가 있는 식도열공 헤르니아가 있는 경우나, 비만증이 있는 사람에서 흔히 오는 질환으로 대개 오래되면 식도염이 동반된다.

증상으로는 식사후 위내에 있는 음식물이 역류되어 앞가슴 하부에 동통이나 쓰림이 생기는데 드러눕거나 몸을 굽히거나 뒤로 젖힐 때 대개 증상이 유발되는 것이 특징이다. 또 식사 후 쓴물이 목위로 넘어온다고 호소하기도 한다.

진단은 이런 병력과 임상증상만으로도 가능하지만 X선조영으로 역류를 증명하고 내시경으로 헤르니아나 식도염을 확인할 수 있다.

식도에 튜브를 넣고 산을 넣으면 통증을 유발시킬 수 있는

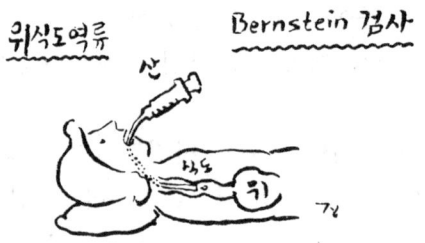
식도에 산을 넣으면 통증을 유발한다.

베르시타인(Bernstein) 검사가 양성으로 나타난다. 식도에 pH 탐침(探針 : probe)을 넣어보면 위산의 역류로 인해 pH가 낮아지게 된다.

식도압을 측정해 보면, 위와 식도 사이에 있는 하부식도 괄약근압이 낮아지게 되어 위 내용물이 쉽게 역류하게 되고 이런 경우 정상식도 운동에 장애를 일으켜 식도 내용물의 배출이 늦어진다. 또 그 결과 하부식도 괄약근의 이완이 연장되고 역류가 심해지는 악순환을 계속하게 되어 식도염증은 심하게 된다.

4) 과민성대장증후군

과민성대장증후군은 배변 습관의 이상, 복부 중앙이나 하복부에 불쾌감 또는 동통을 호소하지만 장내에 기질적 질환이 없는 경우를 통틀어 말한다.

서구에서는 가장 흔한 위장관 질환으로서 전 소화기계 질환의 30~50%를 차지할 정도라고 하며, 우리나라에서도 소화불량 다음으로 많은 빈도를 보이고 있다. 다른 이름으로는 대장과민, 경련성대장염, 점액성대장염 등으로 부르기도 한다.

임상증상으로는 소량의 대변을 자주 보고 설사라고 표현하기도 하지만 비교적 변비가 오는 기간도 있다. 또 대변에 점액이 섞이고, 대변을 보고 난 직후에도 다 나오지 않고 직장에 남아있는 것 같이 느끼기도 한다.

　이상의 증상이 호전과 재발을 반복하여 오래 지속된다. 흔히 재발은 가정이나 직장에서 스트레스를 받은 후 잘 온다.

　진단은 대장 X선이나 내시경검사로 악성종양이나 염증성 장질환이 없다는 것을 확인해야 한다. 또 담낭질환도 담낭조영술이나 초음파로 확인해 두어야 한다. 그러나 이런 모든 소화기 전체에 대한 검사를 한번만 하고 그대로 장기간 과민성대장증후군이라고 치료하는 것 보다 비용이 덜드는 대변에 혈액검사 및 혈침검사를 가끔 해보는 것이 선별검사로 필요하다. 그러나 증상이 오래되었는 데도 전신상태가 나쁘지 않고 체중이 감소되지 않으며, 대변 잠혈반응이 음성이면 환자의 나이를 보아 과민성대장증후군이라고 진단할 수 있다.

5) 단순 변비

　대부분의 성인은 생활환경이 급히 바뀌면 변비를 일시적으로 경험한다고 한다. 정상 배변회수는 1주일에 3회이상 해야

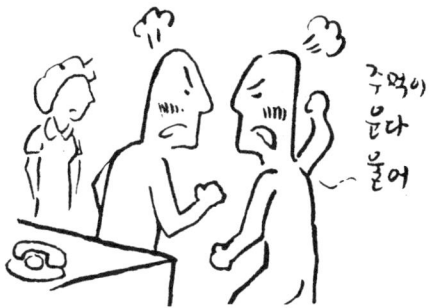

과민성대장증후군 재발은 직장이나 가정에서 스트레스를 받은 후 잘 온다.

되고, 용변시에 통증이 없어야 되며, 힘을 많이 주지 않아도 배변할 수 있고, 배변후 완전히 배출된 것 같이 만족감을 가질 수 있어야 된다고 한다.

 변비가 있다는 것을 확인하려면 섬유질이 충분히 들어있는 음식을 들면서 변비를 일으키는 약제를 먹지 않고 대변 회수, 대변의 무게 등을 2주일간 관찰하여 위의 조건을 만족하는지를 확인해야 된다.

 기질적인 대장질환, 직장질환, 신경학적 질환, 대사질환이 있거나 변비를 일으키는 약제로, 진통제·제산제·항콜린제·항경련제·항우울제·비스무드(bismuth)염, 고혈압에 쓰는 신경절 차단제, 중금속 중독, 항정신과약, 파킨스씨병에 쓰는 약제 등을 이용하면 변비를 일으키므로 이런 질병들이나 약제 사용이 없다는 것을 확인해야 한다.

기능성 위장장애의 치료
(과민성대장증후군을 중심으로)

박 인 서

연세의대 내과교수

일반적으로 성인 인구의 10~15%는 기능성 위장장애(과민성대장증후군)를 지니고 있는 것으로 알려져 있으나 이에 대한 의학적 관심은 그렇게 크지 않다. 대개 과민성대장증후군에 대한 치료를 원하는 환자의 약 1/4은 근본적으로 완치될 수 있다.

실제로 이것이 병의 자연경과로 인한 것인지 아니면 경증인 때, 이에 대한 조기치료의 반응으로 오는 것인지는 불확실하다. 소화기 내과에 의뢰 내지 상담하러 오는 환자는 보통 중등도의 만성적인 증상을 지니고 있으며, 일반적으로 장기간의 병력을 갖고 있는 것이 대부분이다.

또한 일반의에게 내원하는 과민성대장증후군의 증상을 지닌 환자에 대해서는 정보가 거의 없는 것이 보통이다. 그러나 소화기 내과 전문의에 의해서 관찰된 환자의 경과를 보면 특징적이고 매우 일관된 양상을 가지고 있다. 실제로 그 양상이 매우 일관적이므로 어떤 심각한 변화를 보일 때는 좀더 세밀한 관찰을 요하는 것이다.

1) 일반원칙

과민성대장증후군의 근복적인 원인은 밝혀져 있지 않으므로 치료는 증상에 맞추어 대증적으로 하게 되며, 질병에 대한 교육과 치료될 수 있다는 확신감을 주고, 음식 및 행동요법 그리고 기본적인 기능장애와 그에 대한 심신 안정을 꾀하는 약물치료에 준하게 된다.

좋은 치료는 환자와 질병에 대하여 관심을 가지고 과민성대장증후군에 대해 알려진 사실들을 환자와 의사가 같이 이해할 때 이루어지게 되며, 무엇보다도 병의 만성적 경과를 인식하여 꾸준한 치료에 대한 노력을 강조하는 것이 중요하다.

2) 환자에 대한 지도 및 교육

치료는 첫 면담과 검사를 통해 시작되며 환자와 의사간의 관심과 신뢰감이 유지되도록 이루어져야 하며, 의사는 환자가 호

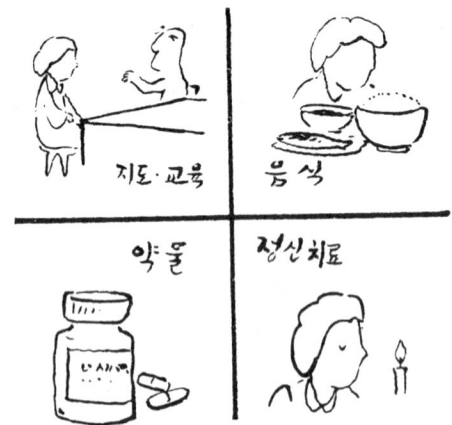

치료의 일반 원칙

소하는 증상을 신중히 검토하여 기능적 장애의 원인을 배제할 수 있는 모든 가능한 검사를 시행하여 환자에게 신뢰감을 심어 주어야 한다.

동시에 원인이 되는 모든 요소들, 즉 음식을 포함하여 감정적인 반응, 대인관계, 사회활동, 그리고 환자의 불만감과 취미 등에 대한 세부적인 관심을 환자가 생각하고 관계해야 하는 중요한 사항들에 대한 폭넓은 지식을 제공해 주게 된다.

의사가 자칫 범할 수 있는 가장 좋지 않은 실수는 증상이 단지 환자 자신의 마음속에만 있다는 핑계로 증상을 소홀히 하는 것이다.

환자가 장 운동장애와 그에 영향을 미치는 요인들에 대한 것을 이해하도록 시간을 가지고 설명해 주어야 한다. 비록 질병이 만성적이라도 환자와 의사 사이에 적절한 협력으로 고칠 수 있다는 확신을 주는 것이 중요하다.

병의 경과를 예측하는 의사는 통찰력과 확신을 심어줄 수 있는 능력을 갖게 된다. 더구나 만일 환자가 경과를 예감하고 치료는 병을 완치하는 것보다는 증상을 완화시키는 것이라는 것을 안다면 환자는 재발에 대해서 좀더 잘 대치할 수 있으며 그렇지 않으면 낙담하여 상심하게 된다.

기능장애 이상을 기록하고 이해시키는 것은 환자를 안심시킬 수 있고, 환자에게 증상 완화를 위해서는 참고 기다리는 인내력을 길러줄 수 있게 된다. 동시에 과민성대장증후군이 비록 지속적인 질병이기는 하지만 암이나 대장염 혹은 회장염으로 진행하지는 않으며 수명을 단축시키지는 않는다는 것을 인식시켜서 희망을 갖도록 강조해야만 한다.

3) 음　　식

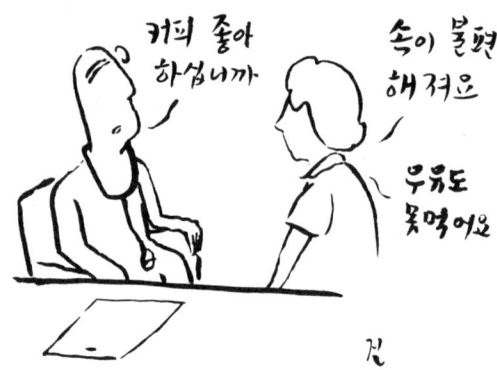

식사후 불쾌감을 주는 음식이나 음료를 가려내 삼가하도록 한다.

　환자가 일상생활, 대인관계, 음식섭취 등에서 증상이 생기는 것과 연관된 세심한 일상생활 기록을 만든다고 하더라도 어떤 것과 특이한 관계를 갖는지를 알기가 매우 어렵다.
　식사 후에 복부 불쾌감을 느끼는 환자에게는 비록 어떤 음식이 문제를 일으키기는 하지만, 증상을 악화시키는 것은 특정 음식이라기 보다 식사하는 행위 자체라는 것을 설명해 주는 것이 중요하다.
　지방질은 위장 반응을 촉진시키는 음식물이며, 따라서 환자에게는 저지방질을 권하도록 한다. 유당(lactose)을 제외시킨 음식은 유당에 내성을 지닌 환자에게는 획기적으로 증상을 완화시킬 수 있어서 모든 환자에게는 한번 시도해 보는 것이 좋다.
　유당 제거 식이를 2주간 주어서 효과를 본 환자에게는 증상이 다시 나타날 때까지 유당 첨가 음식을 조금씩 첨가해 볼 필요가 있다. 이러한 방법으로 각 개인에게서 섭취 가능한 유당의 양을 측정할 수 있게 된다. 그러나 아직까지 한국인 성인에게는 유당이 들어 있는 음식이 받지 않는다는 사람들이 많다. 또 다르게, 음식은 내성을 갖고 있다고 하는 사람들의 대부분에서 보면, 커피, 탄산음료, 향료가 첨가된 음식에 속이 불편하다는 것이다. 그러므로 환자에게 일정기간 동안 이러한 음식을 삼가하게 하고 각 음식물을 다시 섭취하여 적어도 두번의 경우에 증상이 재발하는지를 관찰하게 한다.

증상을 일으키거나 악화시키는 것이라고 생각되는 것은 어떤 음식이라도 삼가해야겠지만, 편식하게 되지 않도록 주의해야 한다.

과민성대장증후군의 치료에 있어서 서양에서는 밀기울의 치료적 역할이 검토되고 이용되고 있다. 변비가 주증상인 과민성대장증후군에서는 적어도 14g의 밀기울을 포함한 식사를 함으로써 좋은 효과를 본다고 알려져 있다. 이것은 가공처리를 하지 않은 밀기울의 차숟가락 2개 분량을 하루에 세번 복용하는 용량에 해당한다.

밀기울은 우리나라에서도 건강식품을 취급하는 상점에서 구입할 수 있다. 이것은 톱밥과 모양이 비슷하고 맛이 비슷하여 곡류처럼 요리하거나 과자로 굽거나 음료와 함께 복용할 수 있다.

다른 질병, 게실 질환에서의 연구는 밀기울의 음식 통과시간과 장 기능에 대한 효과는 특징적인 것으로 보이며 모든 섬유소에 공통적이지는 않을 것으로 보여지고 있다. 그러므로 상치, 셀러리 그리고 과일은 비슷한 결과를 보여 주지는 않는 것 같다. 밀기울은 장의 통과 횟수를 증가시킨다.

밀기울을 처음 섭취하였을 때 방귀(가스)가 늘어날 수도 있으며, 80%의 환자에서 3주일 후 점차 줄어든다는 것을 알려

줘야 한다. 그러나 15~20%의 환자에서는 3주 후라 할지라도 이러한 부작용의 과민성을 경험하게 된다.

용량은 부작용을 최소한 줄일 수 있도록 하는 정도로 각각의 환자에 맞추어 조절해야 한다. 친수교질(metamucil, konsyl, 혹은 차전자 씨같은 부피를 증가시키는 약품)은 변비와 설사를 교대로 나타내는 환자들에게 특히 효과적이다. 이러한 친수성은 변비 환자에서 심한 탈수를 방지하는 반면, 물과 결합하여 설사변의 점액성을 떨어뜨리기도 한다.

처음에는 하루에 두번 내지 세번 식사와 함께 물에 잘 녹는 분말가루를 1~2개의 차순갈 용량을 처방하고 환자의 반응에 따라 양을 하루에 한번까지 점차 감소시킨다.

이러한 처방은 음식이 장관을 통과할 때 잘 섞이게 되므로 취침전 보다는 식사 전후에 하는 것이 중요하다. 밤에 약을 복용하게 되면 젤라틴 물질이 뒤따르는 딱딱한 변을 보게 된다.

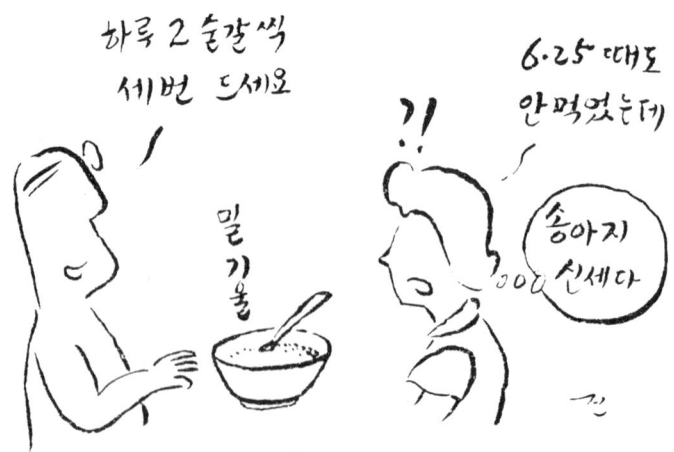

밀기울은 요리하거나 과자로 구워서 들 수 있다.

몸이 마른 사람에 있어서는 이러한 약품이 식욕을 떨어 뜨리게 되므로 식후에 복용해야 하며, 반면에 뚱뚱한 사람이 식전에 복용하면 칼로리의 증가없이 포만감을 얻을 수 있는 장점이 있다.

4) 약물치료

항경련 약물을 처방해야 하는 이론적인 근거는 충분하지만 경련이완 약물에 대한 임상 효과는 만족할 만한 것이 못된다.
 그러나 식사에 의해 증상이 이급후증(裏急後重 : tenesmus)을 호소하는 환자들은 경련 이완제로 효과를 보기도 한다.
 증상이 식사와 관련있는 환자에게는 항콜린성 약물을 식전 30~45분 전에 처방하면 예측되는 증상을 완화시키는데 최대 효과를 꾀할 수 있다.
 이급후증을 호소하는 환자는 가능하면 증상이 예측되기 1시간 전에 복용이 되도록 하며, 일정한 시간 간격으로 정기적으

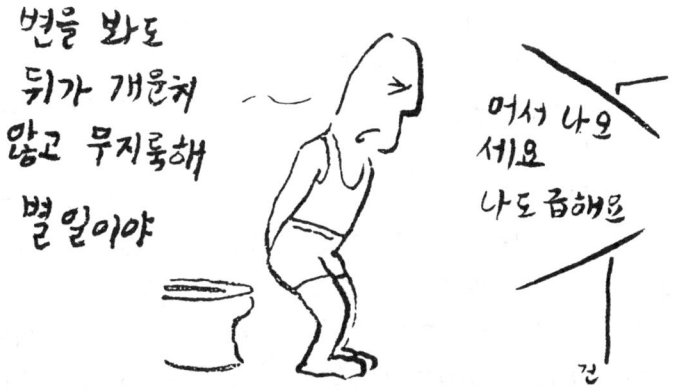

이급후증을 호소하는 환자들은 경련 이완제를……

로 복용해야 한다. 항콜린성 약물이 다른 것보다 이롭다는 증거는 없으나 항경련 작용의 항분비 작용에 대한 비율이 높은 약물을 선택하여 입안이 마르는 것과 같은 부작용이 없게 많은 양을 투여하여 경련을 억제할 수 있도록 하는 것이 바람직하다.

항분비 작용이 거의 없는 경련이완제인 메베버린(Mebeverine)은 미국 이외의 모든 나라에서 통용되고 있으며, 100~200mg씩 하루에 4번의 양으로(만약 증상이 식사와 관련있을 경우에는 식사 30분 전에 복용) 처방되고 있다.

미국에서는 디사이클로민 염산염[Dicyclomine hydrochloride(Benty1)]이 부작용이 없는 한 20~40mg씩 1일 4회의 양으로 사용되고 있다. 주요한 부작용으로는 빈맥과 기립성 저혈압이다. 따라서 투여 전과 투여 후 맥박수를 재고 앉은 자세와 선 자세의 혈압을 측정하는 것이 매우 중요하다.

디사이클로민(Dicyclomine)은 자세 변화에 민감하게 반응하는 나이 많은 사람에게는 소량, 예를 들면 한번 투여량을 10mg으로 하여 잘 견디는 한 원하는 효과에 도달할 때까지, 점차 증량하게 된다. 만약 계속하여 좋아지면 몇개월 혹은 몇년에 걸친 장기 치료를 계속할 수 있다.

내성은 대개의 경우 생기지 않으나, 효능이 떨어질 때는 다른 항콜린제로 바꾸는 것이 도움이 될 수 있다. 약의 효능을 알기 위해서는 적어도 3주간의 치료적 시도를 시행해야 한다. 심한 설사는 디페녹시레이트 아트로핀[diphenoxylate-atropine(Lomotil)]이 효과적이다. 설사를 계속하는 한, 매 6시간마다 1~2정씩 처방한다. 이와 비슷한 약인 로페라미드[Loperamide(Loperine, Imodium)]는 좀더 긴 작용시간을 지니고 있어 매 8시간마다 1~2정을 처방한다.

변비가 생기는 것을 막기 위해 설사가 멈추는 대로 약을 끊도록 주의하여야 한다. 특히 설사와 변비가 번갈아 생기기 쉬운 환자에게는 주의를 요한다.

설사가 주 증상인 만성대장증후군 환자 중에서도 상기 처방에 잘 듣지 않는 환자로 특히 통증이 심할때는 매 6시간 마다 30~60mg의 코데인(Codeine)을 처방하면 도움이 될 수 있다. 그러나 이 약물의 중독성때문에 코데인을 처방할 때는 주의를 요한다.

설사때문에 처방할 때는 거의 중독성이 생기지 않는데 이것은 부분적으로 약에 대한 장의 내성이 생기지 않는 이유때문이다.

한 시기에 설사를 조절하는 약의 양은 계속해서 동량으로 사용할 수 있으며, 중추신경계에 중독이 생긴 환자라 할지라도 단계적으로 증량할 필요는 없다.

진통제는 될수록 피해야 하며 만약 처방이 필요한 경우에는 되도록이면 가장 순한 형태로 적은 양을 처방해야 한다. 그러

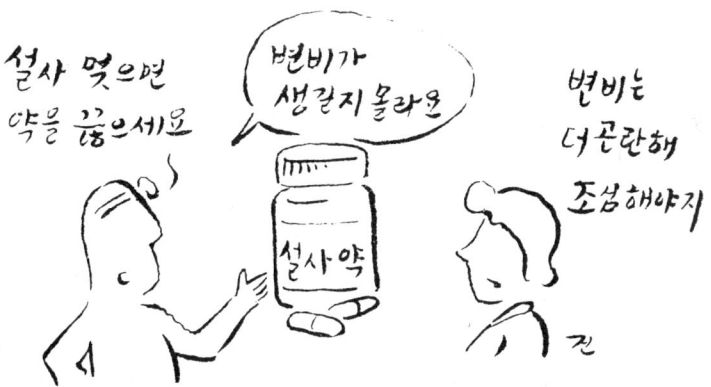

설사와 변비가 번갈아 생기기 쉬운 환자를 주의해야……

나 아스피린과 아세타아미노펜은 거의 효과가 없다. 심한 통증에는 펜타조신 50~100mg을 매 6시간마다 복용할 수 있으나 복용한 약의 용량은 알고 있어야 한다.

몰핀은 경련을 악화시키는 경향이 있으므로 특히 변비가 있을 때는 일반적으로 복용하지 않아야 한다. 그리고 데메롤(Demerol)은 흔하지는 않지만 심한 통증이 올때를 대비하여 유보해 두어야 한다. 가스 조절에 있어서, 복부가 가스로 팽만되는 증상을 완화시키기 위해 처방되는 약제들의 대부분은 그 효과에 있어 만족스럽지 못한 것으로 알려져 있다. 그러나 시메티콘[Simethicone(Mylicon)]은 2~4정을 식사때, 그리고 취침 전에 4정이 치료약으로 처방되고 있다.

식사와 취침 전에 1~2정의 파짐(Phazyme 95) 혹은 이와 유사한 효소, 즉 팬크리어즈(Pancrease), 코타짐(Cotazym) 등이 사용되고 있다.

5) 정신 치료

정신 치료는 우울과 불안 그리고 감정의 신체화(身體化)를 알게 하는 데서 출발할 수 있다. 과민성대장증후군의 증상은 종종 불안에 의해 유발되며 사회 상황에 따른 보상(이차 획득)에 의해 계속된다.

정신분석적인 진단과 치료는 정신과에 문의하는 것보다도 관심있는 의사에 의해 대개의 경우는 효과적으로 이루어질 수 있다. 과민성대장증후 상태 그 자체는 정신과 치료의 적응증은 아니다.

치료 문의는 과민성대장증후군을 갖고 있건 혹은 갖고 있지 않건 간에 전문적인 정신과 치료가 필요한 환자에게서 이루어지게 된다.

  정신 치료에 있어서 아래와 같은 의문에 대처할 수 있다. 즉,
  1) 불안하여 이런 증상이 스트레스때문에 악화되는 증거가 있는지? 만야 그렇다면 특별한 스트레스는 무엇인가? 스트레스로 인한 불만은 주위 상황을 피하거나 변경시킴으로써 조정될 수 있으며, 종종 가벼운 진정제가 도움이 되기도 한다.
  2) 환자가 우울한가?
  불안과 마찬가지로 어떤 우울한 환경에 처하도록 해보고 간단한 조작에 의해 어떤 우울한 상황이 변경될 수 있는지를 검토해 본다. 그럴 수 없다면 환자가 피할 수 없는 환경에 대처하는 새로운 방법을 배울 수도 있다.
  항우울체가 우울 치료에 도움을 줄 수도 있다.
  3) 병 자체가 만족하는 것이 병을 악화시키는가?
  이러한 확증의 병은 환자를 일과 관련된 사회적 불안과 스트레스로 부터 보호해 준다는 병력에서 유추해 낼 수 있다. 배우자, 가족, 혹은 친구는 환자의 증상에 동정적으로 대처하여 더욱 병을 악화시킬 수 있다.
  환자의 동기는 대개의 경우 무의식적이어서 환자가 병으로부터 어떤 이득을 얻으려고 한다고 비난을 한다면 그것은 중요한 잘못이다.
  치료는 병 자체를 유발시키는 만족을 없애도록 시도되어야 한다. 환자는 자신의 병에 대하여 가족들과 의논하지 말고 자신의 증상 호소를 그의 의사로 하도록 해야 한다.
  그와 함께 가족들도 환자의 병에 대하여 지나친 동정적 반응을 보이지 않는 것이 환자를 도울 수 있다는 것을 알아야 한다. 환자는 자신의 수행 능력을 최대한도로 발휘하여 자신의 신체적 기능장애를 이겨낼 수 있는 방향으로 병에 대처하도록 교육

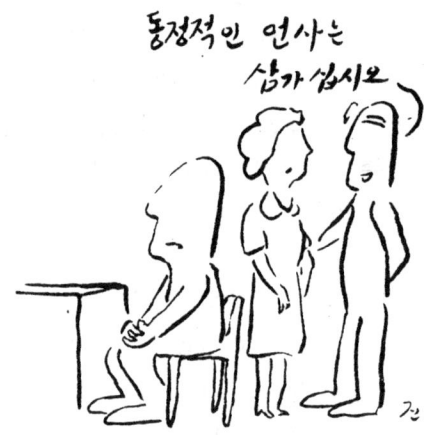

가족이나 친구가 동정적으로 대처하면 더 악화시킬 수 있다.

받아야 한다.

4) 환자가 자신의 병에 대해 어떤 잘못된 개념을 가지고 있는가?

이 질문에 대해서는 환자가 털어놓기 싫어하는 것들을 알려 줄 수 있는 환자 가족들과 환자에게 직접 물어서 알 수 있다. 환자의 병에 대한 이론적인 설명도 필요하지만 의사는 환자의 비이론적인 불안(예를 들면 암에 대한)등에 대해서도 주의깊게 들어야 하며, 그에 대해서도 적절하게 처리해 주어야 한다.

이러한 문제는 계속적인 논의가 필요하기 때문에 참고 견디는 것이 필요하다. 환자와 환자의 병, 그리고 환자의 요구를 민감하게 잘 이해하여 정확한 논증을 하여 주는 것도 중요하나 안정된 지지요법을 시행하는 것이 가장 바람직하다.

불규칙적인(필요할 때마다) 의사 방문은 자포자기 혹은 더 이상의 도움을 줄 수 없다는 의사의 입장에서 무기력을 느끼게 하지만, 장기적으로 의사를 방문하는 환자는 확신감을 주게 된

제3장 기능성 위장장애편   149

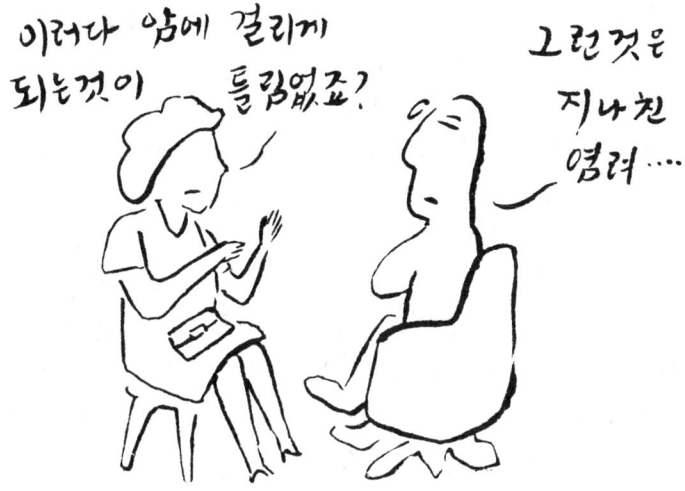

비논리적인 불안에 대해 주의 깊게 들어준다.

다. 더우기 필요에 따른 방문은 이차적 획득(二次的 獲得)을 바라는 환자에게 오히려 이를 남용하는 구실을 줄수도 있다.

6) 예　　후

　치료가 예후를 좌우하는지 혹은 단지 환자가 자신의 증상을 알고 대처하는 능력에 영향을 주는지에 대해서는 아직까지 확실히 밝혀져 있지 않다. 다음과 같은 몇가지의 이유때문에 과민성 대장증후군이 자연 경과에 미치는 일정 형태의 치료적인 영향을 단정하는 것은 곤란하다.
　첫째로, 개개의 환자에 따라서 증상이 다양하게 나타나는데, 경하게, 중하게, 혹은 자주 재발이 되는 것이다.
　둘째로, 통증을 동반하지 않은 설사를 하는 환자군의 예후는 통증을 동반한 과민성대장증후군 환자에 비해 더욱 좋다.

셋째로, 기본적으로 병을 악화시키는 요소와 일으키는 요소가 무엇이든지 간에 정신적인 요소가 심각하면 할수록 과민성대장증후군에 있어서 그 병의 경과는 연장된다.

넷째로, 의사들마다 그들의 수련과정 및 기본지식과 환자에 대한 접근 방법이 각기 다르기 때문이다.

다섯번째로, 수많은 치료 프로그램이 시시각각으로 변하여져 왔으며, 따라서 과학적으로 유용한 결과를 뒷받침하는 방법으로 장기간에 걸쳐 포괄적인 검토를 거친 것이 없는 것이다.

이러한 모든 이유 때문에 이 병에 대하여 관심이 있으며 교육을 잘 받고 노련하면서도 성격이 부드러운 의사에 의해서 조직적이면서도 개별화 된 다각적인 면에서 대처하는 것이 필요하다.

기능성 위장장애의 예방

장 린
경희의대 내과교수

　기능성 위장장애가 현대사회와 같이 복잡한 생활환경에서는 가장 흔한 질환의 하나지만, 기질적 질환은 아니다. 식도·위·대장 어느 부위에나 생길 수 있고, 특히 대장 부위의 증상이 나타날 때는 이를 과민성대장증후군이라 부르고 있다.
　또한 그 발병 원인인자로 생각되는 것도 일상 생활의 스트레스를 비롯하여 다양하지만 아직 확실치 않고 따라서 아직까지 확실한 예방법은 없는 실정이다.
　현재 원인인자로 생각되는 것 중, 실제 조절 가능한 것은 음식물 섭취 및 식사 습관과 스트레스를 피하는 일이라 하겠다.
　음식물 섭취에 있어서 분명히 증상을 악화시키는 음식물이 있으면 피하는 것이 좋겠으나 원칙적으로는 제한이 없어야 한다. 왜냐하면 이것 저것 가리기 시작하다가는 나중에는 죽밖에는 먹을 것이 없다는 사람도 있고, 심한 경우에는 영양결핍증에 빠질 수도 있기 때문이다. 그러나 분명히 유당 불내성(不耐性)이 있는 사람에서는 유당은 제한하는 것이 좋다.
　또 분명히 증상을 악화시키는 음식물은 전체적인 음식물의 균형이 깨지지 않는 범주 내에서 제한하는 것이 좋다. 장관을 자극할 수 있는 카레·고추·겨자·생강·커피, 조잡한 식품 등은 상식적인 범위 내에서 제한하는 것이 현명하다.

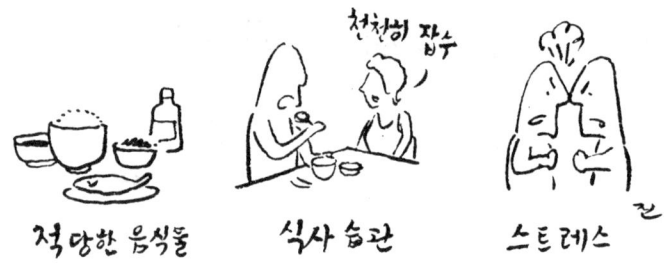
실제로 조절 가능한 원인인자들

　또 탄산음료수도 가스가 많이 생길 수 있으므로 많이 마시지 않는 것이 좋다. 마찬가지로 추잉껌을 도가 지나치게 많이 씹는 것도 좋지 않다. 변비가 심한 사람에게는 섬유질이 많이 함유되어 있는 음식, 즉 쌀겨·야채·과일 등을 많이 섭취하는 것이 좋다. 그러나 기능성 위장장애를 예방한다고 해서 음식물에 너무 신경을 쓰다 보면 식사의 즐거움도 없어지고 이것이 오히려 스트레스가 될 수 있기 때문에 조심해야 한다.
　다음으로 식사습관의 교정이 필요한데 사실은 음식물의 제한보다 이것이 더 중요하다고 할 수 있다. 과식, 식사를 너무 빨리 하는 것, 식사를 거르는 것 등은 좋지 않으며, 가능한 한 일정한 시각에 스트레스가 없는 편안한 환경에서 천천히 잘 씹어서 먹도록 한다.
　스트레스가 많은 현대사회에 살면서 스트레스 없이 생활하라는 것은 상당히 어려운 일이나 기능성 위장장애의 원인인자 중 가장 중요한 것 중의 하나가 스트레스 및 긴장이기때문에 스트레스의 해소가 무엇보다 중요하다. 이를 위해서는 즐거운 마음으로 매일 산책을 하는 등의 규칙적인 운동을 함으로써 생활의 리듬을 지키는 것이 좋다.
　그 외에 상식적인 일이라 하겠으나 담배는 끊는 것이 좋으

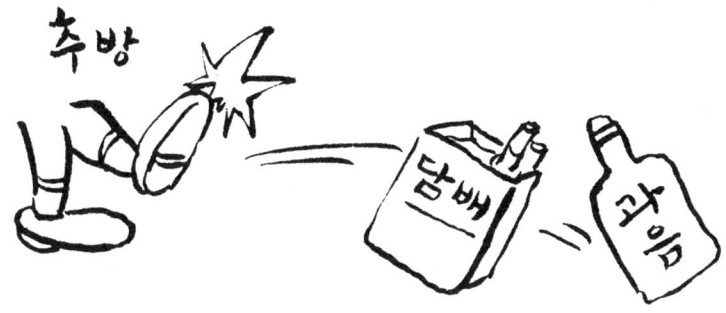

예방에 도움이 되는 것들

며, 알코올도 절제하는 것이 현명하다. 기능성 위장장애의 예방약은 없으며, 전문의와의 상의없이 약물을 남용하는 것은 절대 피해야만 한다.

결론적으로 과민성대장증후군을 포함한 기능성 위장장애의 예방에는 특정 음식물의 제한, 식사습관의 교정, 규칙적인 운동 및 스트레스 해소 등의 방법이 있으나 식사제한보다는 식사습관의 교정이 중요하고 규칙적인 생활 및 운동을 함으로써 인체의 리듬을 지키는 것이 무엇보다 중요하다고 하겠다.

제 4 장
위장병의 치료와 식사편

유 동 준
경희의대 교수

제1부
소화기(消化器)의 기능과 구조

1. 위장을 잘 알자

　위장이라고 하면 누구나 우리 몸에서 가장 친근하게 느껴지는 장기로 생각될 것이다. 그것은 우선 먹고싶다는 욕구를 가장 먼저 만족시켜 주는, 즉 누구나 배부르면 여유가 생기고 만족감을 갖게 되기 때문이다.
　그러나 이 위장이란 것이 어떤 역할을 맡고 있는가를 올바르게 알고 있는 사람은 별로 많지 않다. 조금만 과식하면 '배가 아프다'거나 점심때가 지나면 '아! 배가 고프다'고 습관적으로 말하듯이 너무나 단순하게 생각하는 경향이 많은 것이 사실이다. 그러나 사실상 위장이란 것은 튼튼한 구조이면서도 한편으로는 미묘하고 까다로운 장기인 것이다.
　위장은 명치를 중심으로 배의 왼편에 있으면서도 십이지장이 있는 오른쪽에 기운듯한 느낌을 준다. 위장의 모습은 대개 J자와 비슷한 모습을 하고 있으나 사람에 따라 약간씩 다르고 이 차이가 소화기능의 상태를 가늠하는 경우가 있으므로 참고할 필요가 있다.
　'밥통'이란 말이 있듯이 제멋대로 상당히 크게 면적을 넓일 수도 있는 '그릇'이니까 잘 때나 일어나 있을때, 운동할 때 등에 따라 항상 모양이 변하므로 일정한 현상이 아니다.
　우리나라 남자의 경우, 평균 위장의 용량은 1,400cc이고 여자는 1,275cc 정도라는 통계가 발표된바 있다. 그러면 이같은 위장은 어떤 작용을 하는 것일까?
　위장은 위저(胃底), 위체(胃體), 유문부(幽門部)라는 3가지

제4장 위장병의 치료와 식사편 159

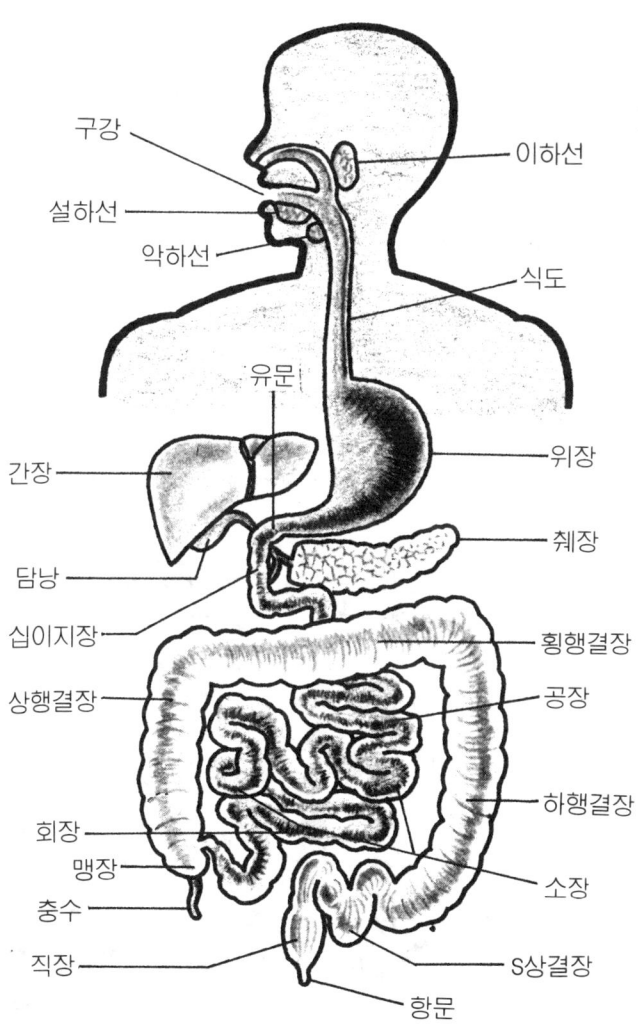

부위가 있고 그 역할은 조금씩 다르다. 위저는 먹은 것이 밥통으로 들어가는 분문(噴門)보다 윗쪽에 있고 가스가 항상 차 있는데 이것이 중요한 위포(胃泡)이다. 먹은 것은 분문에서 위체 쪽으로 내려가고 위벽의 운동에 의해 잘게 부셔져 위점막에서의 분비액과 함께 유문부쪽으로 보내지게 된다.

위액의 작용

위벽은 소화기능을 촉진하는 위액을 분비하면서 파상적(波狀的)으로 수축하여 소화된 음식물을 유문부를 통해 십이지장 쪽으로 밀어내는 것이다. 위액이란 것은 음식물의 단백질을 분해하여 장(腸)에서 잘 흡수되도록 하기 위해 염산(鹽酸)과 펩

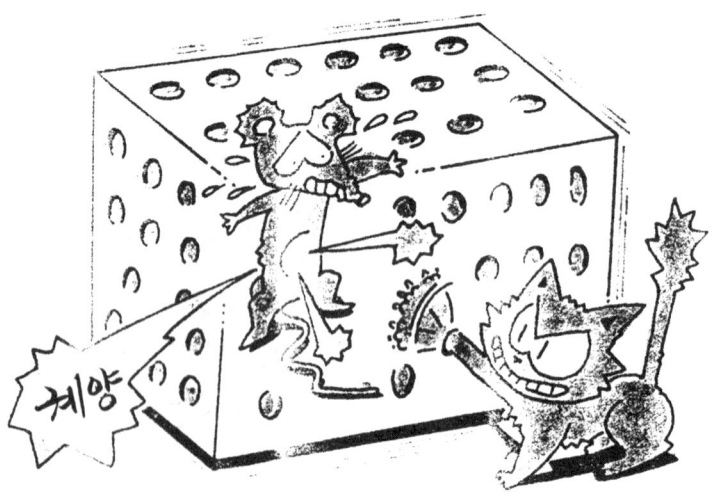

신 으로 구성되어 있다. 즉, 위장의 작용이란 거기에서 직접 영양을 흡수하는 것이 아니고 음식물을 잘 흡수하도록 잘게 분해하여 장으로 보내는 펌프와 같은 역할을 하는 것을 알 수 있다.

위액은 음식물이 위장에 있을 때와 없을 때는 농도가 다르고 뇌의 지시에 따라 변화되는데, 음식을 먹었을 때는 위산이 강해지는 것이다. 이같은 컨트롤이 원활하지 못하면 위의 점막이 자극을 받아 통증을 느끼게 되는 것이다. 이것이 흔히 나타나는 증상인 위산과다로 대식가들에게 많다.

그리고 위장병때문에 토했을 경우, 피가 섞여나올 때가 있는데, 이것은 위의 혈액이 항상 활성화 될 필요성이 있어야 되기 때문이다. 즉 위벽이 음식물을 소화시키기 위해 파상수축(波狀收縮)과 같은 활발한 운동을 하려면 그만큼 산소를 필요로 하기 때문이다.

위장에는 위험 경보기가 있다

산소가 필요하다는 것은 혈액의 흐름이 여기에 관계된다는 뜻이다. 사실상 위장의 위체 부위를 동맥이 지나가고 있고, 거기에서 갈라진 모세혈관이 위장 전부에 확장되어 있다. 그리고 위장에는 림프관(管)도 있기 때문에 종양같은 것이 나타나면 림프액이 림프관에서 분비되어 종양세포의 활동을 억제하려고 한다.

결국 혈액이나 림프액과 같이, 위장 자체에 이같은 이상한 상태를 알려주기 위한 '위험 경보기'가 준비되어 있다. 즉, 항상 철저하게 첵크하고 있으면 비정상적인 요소를 발견할 수 있게 되어 있는 것이다.

위장의 첵크 기능은 그 밖에도 스트레스를 방어하기 위해 미주신경(迷走神經)이 발달되어 있다. 정신적으로 초조하고 불안하면 위장에 부담을 주게되어 위가 아프게 되는데 이것도 신경에 의해 위험신호를 보내는 것으로 생각하면 된다. 그러니까 만일 위장에 신경이 없다면 통증을 느꼈을때는 이미 큰 구멍이 뚫려 회복이 불가능한지도 모른다.

소화시간(消化時間)은?

어렸을 때 '식사 후 바로 자면 소가 된다'는 이야기를 들은바가 있을 것이다. 여기에는 이유가 있는 것이다.

음식물이 위장에서 소화되려면 그 내용에 따라 다르다. 부드러운 단백질과 식물성 섬유질은 당연히 소화시간에 차이가 생기는데, 대부분 우리들이 섭취한 음식은 1시간 반에서 3시간 사이에 소화, 분해되어 창자 속으로 보내진다. 그러므로 음식을 먹자마자 잠을 잔다는 것은 위장의 소화에 나쁠뿐만 아니라 창자로 보내는 역할에도 지장을 주게 되어 위장 활동에 방해가 되는 것이다.

표준적으로 위장 내에서 음식물이 소화되는 시간은 죽과 같은 것, 또는 유동식이면 1시간 정도로 끝나지만, 단백질이면 2시간 정도, 지방질 같은 것은 3시간 이상, 경우에 따라서는 4시간이 소요된다. 그러니까 평균 소화 시간은 1시간 반에서 3시간이지만 사실은 그 이상 소요될 경우도 있게 된다.

예를 들면, 소식하는 사람은 대식가보다 음식량이 적다고 해서 빨리 소화되는 것은 아니고, 소화하는 음식량에 따라 위액이 분비되기 때문에 대식가도 비교적 빨리 소화될 수 있는 것이다.

이와 반대로 가령 음식량이 작아도 소화되기 어려운 고기류거나, 원래 체질상 위장이 약하고 위액 분비량이 적으면 당연히 소화에도 시간이 걸리기 마련이다.

위액은 많거나 부족해도 문제다

소화를 돕는 위액이 가장 문제가 되는데, 여기에는 개인차가 심하다. 평균적으로 어른인 경우, 하루에 1ℓ에서 2.5ℓ 정도 분비되는 것으로 알려지고 있다. 그러나 간식을 많이 먹거나 당분을 좋아하는 사람, 신것을 좋아하는 사람들은 제각기 분비량이 다르게 된다.

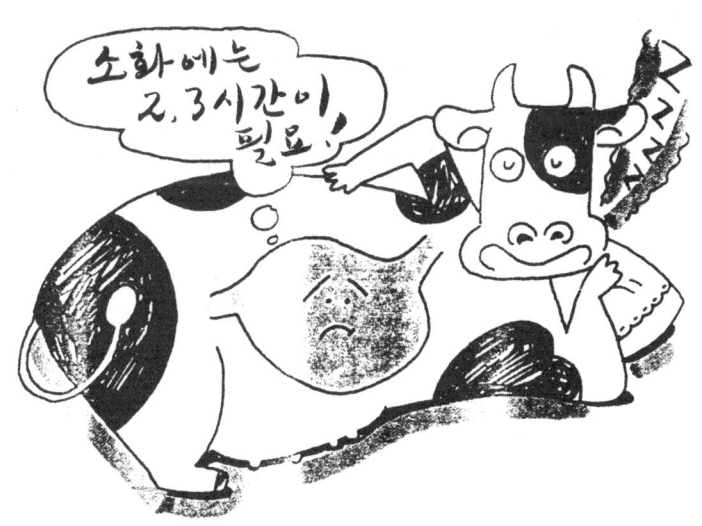

대부분의 경우, 공복일때, 배가 살살 아프다거나 반대로 배부를때 아프기도 하는데, 이 이외에도 지나치게 커피를 마시거나 아이스크림 같은 찬 음료를 많이 먹으면 나타나는 경우가 있다. 여기에서 잊지말아야 될 점은 식사 전에 과자같은 단것을 먹으면 식욕이 감퇴된다는 사실이다.

규칙적인 식사습관을 포함하여 위장이 정상적인 사람은 일정한 시간이 되면 공복감을 느끼게 된다. 흔히 말하는 '배꼽 시계'라는 것이 매우 정확한 것이다. 이와같이, 위장 기능을 촉진시키는 위액은 그 사람의 생활 상태에 따라 변화되는데 많거나 부족하거나 하면 식욕을 감소시키는 결과가 되어 바람직하지 않다.

전문적인 이야기가 되지만, 위액이 부족하다고 판단됐을 경우, 아세틸콜린이나 히스타민 같은 약으로 조정할 수 있으나 지나치게 약품에만 의존하지 않는 것이 바람직하다. 무엇보다도 자연치유가 가장 좋기 때문이다.

대량으로 섭취했을 경우, 식욕을 감소시키는 커피나 알코올 등도 소량이면 반대로 위장 기능을 활발하게 하는 효과가 있으므로 잘 활용하는 것도 한가지 요령이다. 다만, 소량이어야 된다는 것을 명심하기 바란다.

2. 창자를 잘 알자

소장(小腸)은 3가지로 구성되어 있다

 창자(장:腸)를 크게 나눌때, 대장(大腸)과 소장(小腸)으로 분류되고 소장은 또 3가지 부분으로 구성되어 있다.
 우선 위장의 마지막 출구라고 할 수 있는 유문부(幽門部)와 연결된 십이지장, 여기에서 계속되는 공장(空腸), 그리고 배꼽 아래쪽인 회장(回腸) 등이다. 작은 창자인 소장은 끈모양의 작은 관(管)인데 남자인 경우, 평균 6~7미터 정도가 되고 여자는 이보다 약간 짧은 것이 일반적이다.

● 십이지장의 작용
 십이지장은 담낭(膽囊)과 췌장에서 나온 관(管)과 연결되어 있는데, 이 담관(膽管)에서는 지방을 분해하는 담즙이, 그리고 췌관(膵管)에서는 음식물의 소화를 돕는 췌액(膵液)이 십이지장으로 흘러들어 가게 되어 있다.
 십이지장이란 이름을 붙인 것은 손가락을 12개 옆으로 겹치면 그 길이와 같기 때문이다.

● 공장(空腸)의 작용
 십이지장으로 부터 아래쪽 부위를 공장(空腸)이라고 부른다. 십이지장에서 소화된 음식물을 여기에서 흡수하는 기능을 갖고 있다. 받아들인 음식물을 계속적으로 흡수하는 '공장'과 같기 때문에 식간(食間)에는 텅 비어 있는 공백 상태가 될 때가 있다. 그래서 공장(空腸)이란 이름이 생겼는지 모른다.

● 회장(回腸)의 작용

간단히 말하면 이것도 공장과 같이 음식물을 흡수하기 위해 있는 것이다. 공장에서 흡수되지 못하고 흘러나온 것을 여기에서 흡수처리하는 것이다. 소장 중에서도 공장과 이 회장이 대부분을 차지하고 있다. 흔히 '배가 아프다'고 아이들이 호소하는 경우가 있는데 대부분 이 회장에 원인이 있는 것이다.

회장은 교묘하게 뒤틀리지 않고 뱀처럼 꾸불꾸불하면서 아래의 대장에로 연결되어 있다. 이 회장의 끝부분, 즉 대장과 연결된 부위에는 일단 대장으로 넘어온 음식물 찌꺼기가 역류(逆流)하지 못하게 하는 회맹괄약근(回盲括約筋)이 부착되어 있다. 즉, 안전판과 같은 것인데, 이것으로 소장에서의 여행은 끝나는 것이다.

대장(大腸)의 구조

다음은 대장인데, 위로부터 맹장(盲腸), 결장(結腸), 직장(直腸)의 3가지로 구성되고 그 중에서 결장은 다시 4가지 부위로 나눠진다. 즉 상행(上行), 횡행(橫行), 하행(下行), 그리고 에스상(S狀) 결장 등이다.

좀더 구체적으로 대장의 구조를 살펴보자. 흔히 맹장염때문에 개복수술을 했다는 이야기를 듣는 경우가 많다. 소장에서 대장으로 연결되는 맹장 아래 부위에 새끼손가락만한 밑으로 늘어진 관이 돌출되어 있는데 이것이 충수(虫垂)이고, 여기에 세균이 집결되면 염증이 발생되어 맹장염이 된다.
 이 부위가 초식동물인 경우는 소화관으로서 크게 발달되어 있으나 인간에서는 퇴화되어 소화기능이 전혀 없는 것이다.

직장(直腸)과 결장(結腸)

 맹장에서부터는 상당히 긴 관(管)이 계속되는데, 이 긴 부위가 대장의 대부분을 차지하고 있다. 우리나라의 평균치는 남자가 161cm인데, 대장 전체는 늑골(肋骨) 아래에서 항문까지 배 안의 대부분을 둘러싸고 있는 긴 소화관인 것이다.
 더구나 이 대장의 길이에는 개인차가 심하고, 긴 터널과 같은 소화관(消化管)인 S상 결장부위 끝에 직장(直腸)이 연결되어 있다. 항문까지의 길이는 약 20cm 정도다.
 입으로 들어간 음식물이 긴 여행을 끝내면 영양분이 빠져나간 찌꺼기만이 굳어져 남게 되는데, 이것이 대변(大便)이다. 직장은 매우 신축성이 많고 굳어진 대변이 저장되는데, 여기에서는 더 이상의 흡수나 소화기능이 필요하지 않다.
 항문은 대변의 출구이므로 배변(排便)의 필요에 따라 밸브같은 기능을 갖고 있다. 이것이 항문괄약근(括約筋)인데 평소에는 굳게 닫혀져 있으나 대변이 저장되면 얼마후 괄약근이 누그러지는 것이다.
 그런데, 이 괄약근이 지나치게 완화되거나 완화가 계속되면 직장이 항문 밖으로 나오는 경우가 있다. 이것이 탈항(脫肛)인데, 그 원인은 그 사람의 식생활 습관과 매우 관계가 깊다고 생각할 수 있다.

스트레스와 직장(直腸)의 밀접한 관계

그리고, 직장(直腸)의 점막(粘膜) 주위를 정맥과 신경이 둘러싸고 있는데, 이곳을 압박하는 상태가 계속되면 치질에 걸리기 쉽다. 가장 무서운 것이 직장암이라고 할 수 있는데, 위장 다음에 직장에서 암이 많이 발생되고 있고 대부분은 항문 위 5~15cm 범위에서 생길 때가 흔하다.

대장은 스트레스에 미묘하게 영향을 받기 쉬운 장기이다. 회사에서 불쾌한 일이 있거나 다정한 친구와 어떤 갈등때문에 다투거나 어떤 곤경에 빠지면 즉시 변비에 걸리거나 또는 반대로 설사를 하는 경우가 있다. 그 이유는 대장 전체를 지배하는 것이 교감신경과 부교감 신경이기 때문이다.

특히 부교감 신경은 대장의 운동을 컨트롤하는 기능을 가지고 있으므로 그 사람의 감정 작용이 여기에 영향을 주어 즉시 배변하려는 마음에도 변화가 나타난다.

예를들면, 젯트 수상스키를 탄 여자가 흥분한 나머지 오줌을 지렸다는 웃기는 이야기가 가끔 TV에서 나오는데, 이것도 정신적인 흥분에 의해 배변반사(排便反射)의 억제가 불가능하여 본인 의사와 관계없이 실금(失禁)하기 때문인 것이다.

또한 무리하게 배변감(排便感)을 참는 것도 좋지 않다. 이것이 몇번 반복되면 자율신경에의 스트레스가 되어 창자 전체의 기능적인 균형을 파괴시키기 때문이다.

2일 이상 배변되지 않을 때는 변비로 생각하기 바란다. 변비일 때는 즉시 배변에 대해 노력할 필요가 있다. 방치하면 변비도가 심해져 결국 악순환으로 고통받게 되기때문이다.

변비의 '특효약'은 섬유질

음식물은 대장을 거쳐 약 18시간만에 항문에 도달된다. 그 사이에 90% 이상의 수분은 대장 안에서 흡수되고 결국은 굳어지게 된다. 그러나 인간의 소화기관은 어떤 이유에서인지 모르나 식물에 함유된 섬유질을 소화시킬 능력이 없다. 그래서 귤 같은 과일이나 야채에 많이 함유된 섬유질은 직장 속에 있는 음식물 찌꺼기속에 소화되지 못한채 남아있는 것이다. 그러기 때문에 사람들은 배변하고 싶은 생각을 갖게 되는 것이다. 즉, 배변의 운동기능을 촉진시키는 효과가 있는 셈이다.

그러나 섬유질이 좋다고 해서 이것만을 너무 많이 섭취하면 본래 소화될 수 있는 것까지도 되지 못해 설사를 일으킬 수 있는 것이다. 여기에서 우리가 알 수 있는 것은 균형있는 식사가 바람직하다는 사실이다. 그러므로 식생활에서 가장 좋은 3가지 조건은, ① 정신적 안정, ② 규칙적인 배변, ③ 균형있는 식사인 것이다.

이 원칙을 지키면 설사나 배변때문에 고통받지 않게 된다. 무엇보다도 스트레스가 많은 사회에 살고 있는 현대인에게 있어서 물심양면으로 균형있는 생활을 유지한다는 것이 결코 쉬운 일이 아니다. 그러나 건강을 위해 이 조건을 지키도록 노력하기 바란다.

생활 리듬이 중요하다

결론적으로 식사 후부터 배변할 때까지 최소한 하루 이상 걸린다는 것을 이해했을 것인데, 인간의 소화기능은 큰 공장과 같은 것이라고 할 수 있는 것이다.

  그런데, 소장(小腸)에서 자율신경실조증이 생기면 소화불량을 일으키고, 대장에서는 부교감신경이 스트레스에 의해 자극받으면 대장의 운동기능이 저하되어 외부로 부터의 영향을 받기 쉽게 된다는 것을 기억하기 바란다. 즉, 창자의 상태가 이상할 때, 그 원인은 내장보다는 생활 리듬에 문제가 있다는 것을 이해하기 바란다.

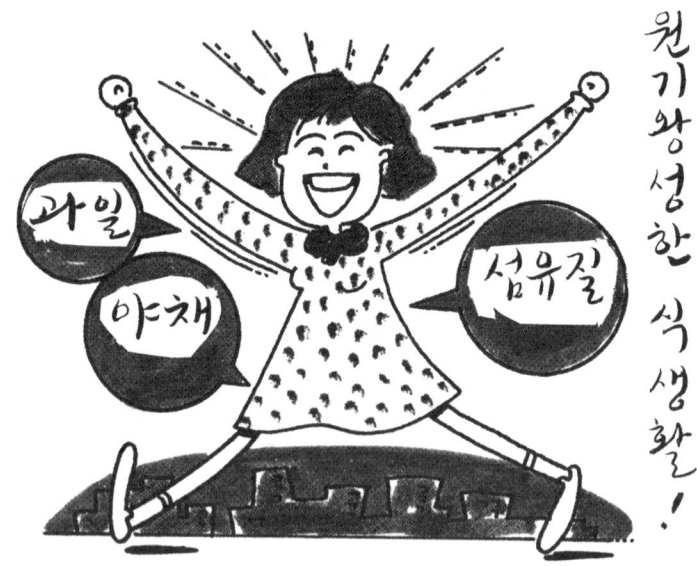

3. 간장(肝臟)을 잘 알자

교통정리하는 간장

　이제까지는 위장과 이것과 연결된 소장, 대장에 대해 기술했다. 그러나 위장과 그 주변에서 나타나는 여러가지 질병은 단순히 우발적으로 생기는 것이 아니라 이것과 밀접하게 연결된 다른 장기(臟器), 즉 간장이나 신장, 췌장 등과 복합적으로 생기거나 오히려 진짜 원인은 여기에도 있을 수 있는 것이다.
　그러므로 그런 의미에서 위장과 창자를 도와 주는 각 장기에 대해서도 충분한 지식을 가져야 될 것이다.
　그 첫번째는 간장이다. 간장이라고 하면 우선 무엇을 연상하게 되는가? 누구보다도 성인 남성, 특히 사업가들이라면 알코올을 생각하게 될 것이다.
　매일 매일 우울한 생각을 잊기 위해 마시는 술이나 친구들과 어울리는 술자리와 가장 관련되는 장기가 간장이라 할 수 있다.
　간경변, 간염, 간장암이라는 남의 이야기를 들을 때마다 신경이 쓰이고, 이것이 자기와도 관련되면 어떻게 될 것인가를 생각할 경우도 있을 것이다. 그러면 간장은 어떤 장기이고 어떤 기능을 갖고 있는가? 이것을 모르면 예방도 할 수 없기 때문에 필요하게 되는 것이다.

간장의 구조

위치는 횡격막 바로 밑 근방에 있고, 인간의 신체중에서 의외로 가장 큰 장기인 것이다. 쉽게 말하면 위장을 비롯한 각 창자에서 흡수된 영양분이나 기타의 물질은 전부 이 간장을 통한 다음에 다시 필요한 곳으로 운반되는데, 간장은 이것을 보내는 기능을 전부 맡고 있는 것이다. 그 5가지 주요 작용은 다음과 같다.

① 해독 작용을 한다. ② 신진대사를 컨트롤 한다. ③ 지방을 분해하는 담즙을 분비한다. ④ 혈액의 응고를 유지시킨다. ⑤ 혈액의 영양보급과 조절.

간단하게 이해하기 쉽게 말해서 간장은 위장이나 창자들이 흡수한 모든 영양소를 받아들여 필요한 것과 불필요한 노폐물로 선별한 다음, 영양분은 필요한 신체의 각 부위로 '운반차'인 혈액을 통해 공급되고 불필요한 것은 소변이나 땀으로서 밖으로 배출되도록 하는 것이다. 좀더 상세히 살펴보자.

①의 해독작용이란 우리 인체에서 없어서는 안될 불가결한 기능이다. 우리 몸안에서 소화된 것 중에는 반드시 해로운 부폐물질이나 독성있는 것도 포함되어 있는데, 이것을 간장이 선별하여 제거시켜 주는 것이다.

그리고, 알코올이나 니코틴도 여기에서 분해된다. 다만 분해능력에도 한계가 있으므로 초과되면 그대로 혈액속으로 나오게 된다. 과음때문에 다음날까지 술이 깨지 못하는 경우가 있는데 여기에 해당된다. 이것이 장기간 계속되면 간장에의 부담 때문에 여러가지 간기능 장해가 나타나는 것이다.

②의 신진대사에 대하여는 설명할 필요가 없을 것이다. 우리 몸에 필요한 물질을 계속 새롭게 투입시키는 기능이기 때문이

다. 글리코겐을 분해 및 합성하는 당대사나 단백질의 대사(代謝), 그리고 비타민이나 포도당의 저장 및 방출도 신진대사와 관련된다. 이 모든 것이 우리 인간에게 필요한 물질뿐이다.

③의 지방질 분해는 말 그대로다. 담즙이란 것은 이 간장에서 만들어지고 그 다음에 1차 담낭이란 곳에 저장되는 것이다. 그리고, 음식물이 십이지장에 들어갔다고 하는 지령이 뇌에서 전달되면 지방을 분해하기 위해 분비가 시작되는 것이다.

그러면 담즙이 나오지 않으면 어떻게 되는가? 지방이 분해되지 못하기 때문에 그대로 지방이 혈액 속으로 들어가면 콜레스테롤 때문에 혈관이 막혀버리게 될 것이다.

이 밖에도 각 장기의 주위에 지방이 축적되어 그 기능을 마비시키게 만드는 중대한 문제를 유발시키는 것이다. 그래서 담즙의 역할은 매우 중요하다.

④의 혈액응고와, ⑤ 영양소의 균형유지에 대하여는 더 이상 설명이 필요없을 것이다. 혈액이 응고되지 않으면 계속적으로 피가 흐르기 때문에 항상 빈혈로 고통받지 않을 수 없다. 그래서 빈혈인 듯한 사람은 흔히 동물의 간을 먹도록 권장하고 있는데, 그 이유는 간이 혈액을 증가시킬 뿐만 아니라 혈액응고를 촉진시키는 피브리노겐이란 물질을 많이 함유하고 있기 때문이다.

인내성이 강한 간장

간장은 매우 튼튼하고 인내성이 강한 장기이다. 그래서 어느 때는 그만큼 무리하게 강요될때도 있기 마련인데, 한번 악화되면 매우 중대한 증상을 일으킬 수 있으므로 주의가 필요하다.

첫째로, 간장은 약간의 증상이 나타나도 다른 내장의 장기처럼 통증이란 것을 느끼지 못한다. 그런 점에서는 '좀 둔한 편'이라고 할 수 있다.

다른 장기에도 해당되는 것이지만, 간장의 부담을 가급적 적게 하려면 식생활 습관을 잘 조절하여 균형있게 영양소를 섭취해야 되는 것이다.

① 폭음(특히 알코올), 폭식(특히 지방이나 지방으로 변화되는 탄수화물)을 피할 것.
② 담배나 커피를 삼가할 것.
③ 충분한 수면시간으로 간장을 쉬도록 할 것.
④ 수면약 등 가급적 약품을 평소에 피할 것.

이것을 지키면 간장은 건강하게 기능하게 된다. 그리고 약간 지방분을 과잉 섭취했다고 느껴질 경우는 레시틴이라고 하는

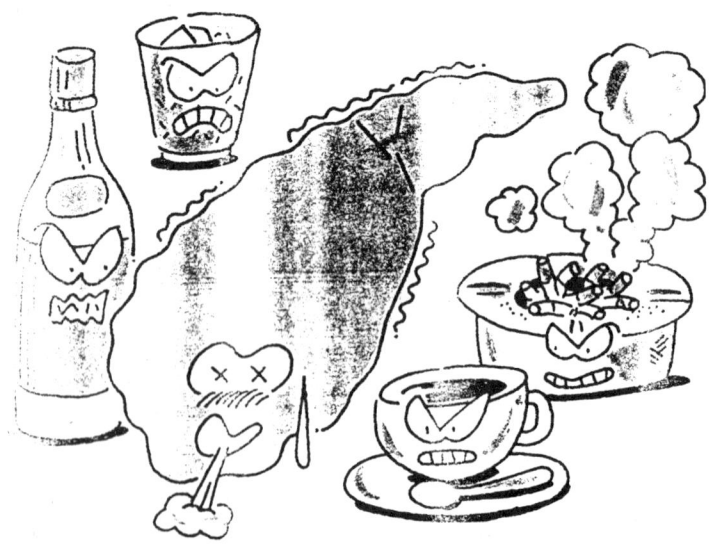

물질이 많은 음식을 먹으면 좋을 것이다. 간장의 지방을 제거시키는 작용을 하기 때문이다.

현대병 중에서도 스트레스때문에 소화기 계통의 내장에 여러가지 증상이 나타나고 있는 사실은 산업화에 따른 악화된 생활환경과도 관련이 깊다고 할 수 있을 것이다.

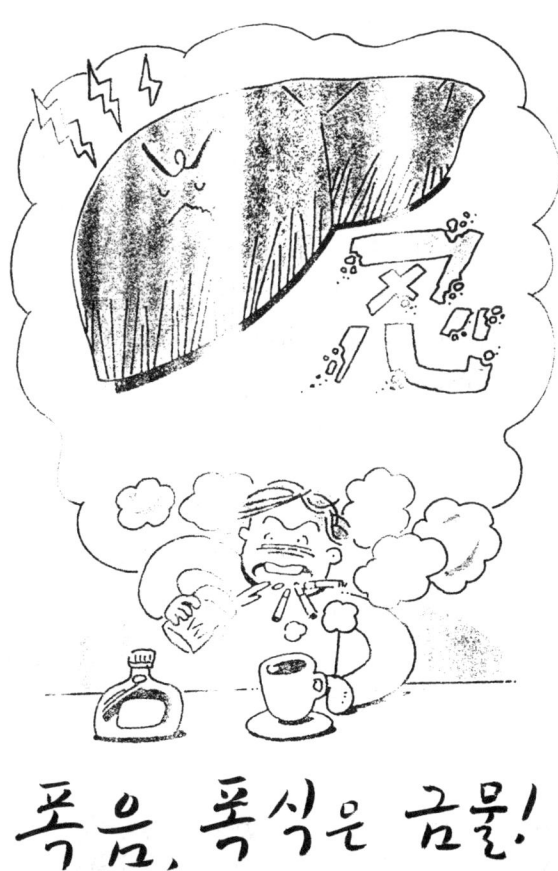

폭음, 폭식은 금물!

4. 담낭을 잘 알자

　간장 밑의 중앙 아래로 늘어져 있는 것이 담낭이다. 담낭은 오로지 담즙을 저장하는 장기인데 작은 크기에 비해 매우 중요한 역할을 맡고 있다. 예를들면, 담낭이 막히거나 담즙이 나오지 않게 되면 설사가 중단되지 않고 대변은 회백색이 된다.
　배설물의 색깔은 이 담즙에 함유된 빌리루빈이란 물질의 색깔에 따라 달라진다. 다시 말하자면, 배설물의 색깔에 따라 그 당시의 신체적 상태를 알 수 있다. 정상적인 건강체일 경우라면 윤기있는 다갈색이지만, 회백색이나 거무죽죽하게, 또는 지나치게 노랗게 되면 어딘가 비정상적인 부분이 있는 것이 된다. 그러니까 아침마다 배변 상태를 첵크하는 것도 한가지 건강유지의 방법이 될 수 있다. 이 밖에 담낭은, 지방의 소화 이외에도, ① 철분, 칼슘이나 비타민류 등의 흡수를 돕는 작용을 하기도 하고, ② 우리 몸에 대한 독성물질을 배설하는 중요한 역할도 갖고 있다.
　담즙을 보내는 담관은 도중에 췌장에서 나온 췌관과 합류되어 십이지장에 도달된다. 누구나 담낭이라고 하면 우선 결석을 생각하는 사람들이 많을 것이다. 그 이유는 흔히 담낭에서 지방이 응고되어 결석을 만들 때가 있기 때문이다. 이 결석에 의한 통증은 경험한 사람이 아니면 알 수 없을 정도로 매우 심각하다.
　작은 것은 소변과 함께 흘러나오지만, 큰 것은 그동안 수술에 의존해 왔었는데, 최근에는 몸밖에서 파괴하는 방법이 개발되어 활용되고 있다.

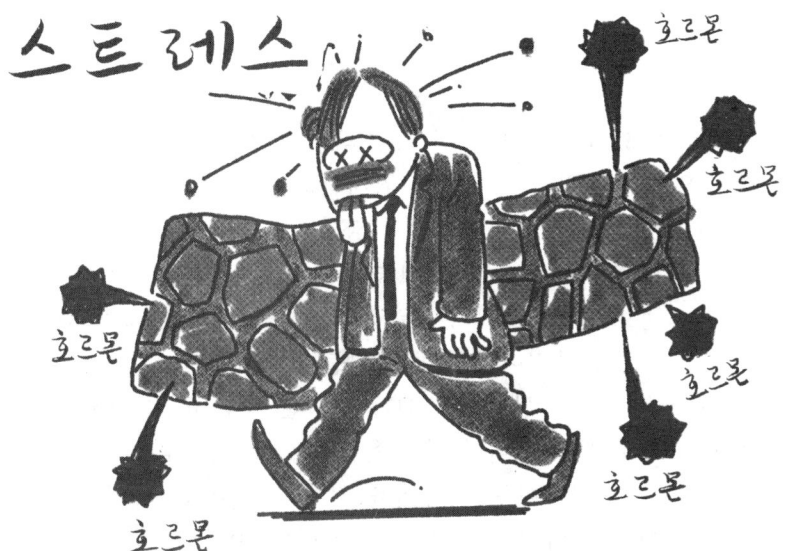

5. 췌장을 잘 알자

췌장은 소의 혀와 비슷한데, 길죽하게 가늘고 긴 장기로, 위장의 안쪽, 즉 인간의 등쪽에 위치하고 있다. 무엇보다도 췌장의 역할은 인간에게 필요한 3대 영양소인 지방과 단백질, 당질의 분해 소화효소를 만드는 기능이 매우 중요하다.

어느 정도 중요하느냐면, 위장의 소화 기능이 저하됐을 때, 어느정도 식욕부진이라든가 소화불량을 유발할 정도이지만, 이 췌장에 장해가 생겨 췌액이 중단되면 급성 췌장염이라는 질병이 나타날 뿐만 아니라 전혀 음식물을 소화할 수 없게 된다.

이같은 상태는 아무리 음식을 먹어도 결과적으로 3대 영양소가 몸에 보급되지 못하게 되는 것이다. 이같은 췌액의 작용을 전문적으로 외분비(外分泌) 작용이라고 한다.

그런데, 이 췌액은 무질서하게 만들어지는 것도 아니고, 인간의 식생활이나 정신 상태에 따라 크게 영향을 받는 것으로 알려져 있다. 즉, 단백질이 많은 것만을 대량으로 섭취하면 단백질을 소화하는데 필요한 분해효소가 증가되고, 당질뿐이면 그것을 분해하기 위한 효소가 증가되는 것과 같은 것이다.

이 밖에 스트레스 등에 의해 증가되거나 감소될 경우도 있다. 결국 일방적인 식사와 불규칙적인 생활습관인 사람의 췌액은 분해하는 효소량도 불균형하다는 것이 된다.

내분비 작용도 중요하다

췌장에는 이제까지 기술한 바와 같은 췌액의 기능, 즉 외분비작용이라는 것과는 달리 내분비 작용이란 것도 있다. 췌장 안에는 랑게르한스섬이 있고 여기에서 인슐린 등의 혈당 호르몬을 만들고 있다.

이 호르몬은 당뇨병이나 저혈당과 같은 질병을 혈액속의 포도당을 증감시켜 방지하는 것이다. 그러므로 이 호르몬이 생성되지 못하면 몸안의 당분이 일정하게 유지되지 못해 질병으로 고생하게 된다.

췌장은 간장, 담낭과 '3형제'다

췌장은 스트레스에 대하여도 매우 민감하다. 그러므로, 시간에 쫓겨 여유있게 식사를 못했을 경우, 췌액이 충분하게 분비되지 못하게 되면 이것이 소화불량의 원인이 될 수 있으니까 평소의 규칙적인 식사 습관이 매우 중요하다.

그리고 췌장관은 담낭관과 합류되어 간장과 연결되어 있는데 그 만큼 끊을수 없는 불가분의 관계를 맺고 있기때문이다. 그러므로 만일 췌장이 나쁘면 간장도 병에 걸리거나 담낭에 장애가 나타나면 간장에도 지장이 나타나는 등 연속적인 관련을 갖게 되는 것이다. 마치 이것은 '3형제'와 같은 관계인데 서로가 협력하여 질병에 걸리지 않도록 사이좋게 지내는 것이 매우 바람직하다.

제2부
소화기(消化器)에 나타나는 질병

1. 위장에서 생기는 질병과 원인

급성 위염

위염은 누구에게나 잘 걸리기 쉬운 매우 흔한 질병이라고 할 수 있을 것이다. 위염에 걸려 본 사실이 없다고 하는 사람은 한 사람도 없을 것이고, 만일 자각증상을 못느꼈다고 해도 어느 정도는 나타난 사실이 있고, 자기도 모르게 완치되어 버린 경험도 많을 것이다.

위염에는 급성과 만성 2가지가 있는데, 문제는 장기간 계속 되는가, 단기간에 완치되는가에 따라 표현이 다를뿐 질병 그 자체는 같은 것이다. 여기에서는 우선 먼저 급성 위염에 대해 설명하기로 하자. 원인은 그 대부분이 소위 폭음이나 폭식에 의한 것이다.

평소에 음식을 잘 먹지 않거나 메마른 체격인 사람이 입에 맞는 음식이라고 해서 지나치게 욕심을 부리면 얼마 후에 배가 아프게 되는 경우가 여기에 해당될 것이다. 여름에 덥다고 해서 갑자기 찬물을 몇컵씩 마시거나 아이스크림을 4~5개씩 계속 먹으면 즉시 배가 아프게 된다.

어른인 경우, 과음이나 지나친 커피, 담배 등이 여기에 해당 된다. 여기에 담배도 해당되는 것은 연기가 폐뿐만 아니라 위장에도 침범되어 위점막을 니코틴으로 진무르게 하기 때문이다.

위염을 크게 나누면,

① 음식물에 원인이 있다.

② 정신적, 육체적인 피곤에서 오는 2가지가 있는데 방금 서술한 것은 ①에 해당된다. ①에서는 다시 독성이 있는 것이나 세균(예를들면, 여름인 경우 부패한 것)이 있는 것을 먹으면 식중독을 일으킨다. 통계적으로 보더라도 여름에는 음식물이 부패되기 쉽기 때문에 급성 위염은 겨울에 비해 압도적으로 많아진다.

②도 비슷한데, 식욕이 줄고 쇠약해지는 여름에는 육체적 피로감이 많아 위장이 약해지기 쉽다. 위가 허약할 때 과식하면 소화불량을 일으켜 위장에 부담을 주게 된다.

• 자각증상은 2시간 후에

위장이 이상하다거나 메슥거린다, 토하고 싶다든가 하는 것은 식사후 2시간쯤 지난뒤 부터 나오는데, 그 후에도 통증이 동반되고, 이때 담즙이나 피가 섞인 음식물을 토했을 때는 위염뿐이 아니고 담낭염이나 위궤양도 의심해야 된다.

이 경우 제멋대로 판단하지 말고 진지하게 내과의사와 상의할 필요가 있다. 서투른 지식은 큰 실수의 원인이 된다. 때늦게 될 위험성도 있을 수 있다. 그리고 위장의 통증이나 증상은 매우 췌염이나 충수염의 시작과 비슷해 오판할 수 있으므로 주의가 필요하다.

위장이 아프면 우선 먼저 옆으로 누어 안정해야 된다. 토기(吐氣)가 있거나 설사할 경우 인내만 해서는 안된다. 몸에서 받아들일 수 없는 어떤 '위험신호'가 있어 빠르게 나타나는 것이기 때문이다. 그리고 나서 다시 통증이 더한가 부드러워지는

가에 따라 처방도 달라지게 되므로 확인된 바를 의사에게 정확하게 전할 필요가 있다.

만성 위염

　만성 위염은 급성에 비해 완치되는 시간이 오래 걸린다는 것일 뿐이므로, 원인 그 자체는 급성과 같다고 생각할 수 있다.
　그 병인(病因)은, ① 내인성(內因性)과 ② 외인성(外因性) 2가지로 나눠지는데, ①에는 과식이나 알코올, 음식물의 세균, 그리고 최근에 특히 증가되고 있는 스트레스에 의한 것 등이 여기에 포함된다.
　②는 순환기나 소화기 등 내장 질병의 장해에 의한 것, 축농증이나 편도염, 치조농루 등에 의해서도 나타난다. 특히, 40세가 지나 육체적으로 피로감이 느껴지는 나이에는 주의가 필요하다. 처음에는 식욕부진이나 빈혈, 구토 등이 시작되고 식전에는 심한 공복감을 느끼며 식후에는 위장이나 가슴에서 압박감을 느낄 때도 있다.
　공복일 때 위장이 쑥쑥 쑤시듯이 아픈 것은 비후성(肥厚性) 위염(胃炎)일 가능성이 있다. 이것도 만성 위염의 하나이다. 현대인들은 여러가지 다양한 스트레스에 노출되어 있고, 내인성 중에서도 특히 많은 것이 이 스트레스에 의한 식욕부진일 것이다.
　상사에게서 꾸지람을 들었거나 친구와 싸웠다, 또는 가까운 사람이 죽었다는 등 불쾌한 일이 생기면 아무것도 먹고 싶지 않은 경험 등이 누구에게나 있었을 것이다.

이같은 스트레스를 운동같은 것으로 발산시키고 있는 사람들은 괜찮은데, 내성적인 성격인 사람은 더욱 더 마음속 깊이 새겨두기 때문에 이것이 식욕부진으로 연결되는 것이다. 심해지면 위궤양으로까지 진행된다. 위장이 스트레스에 의해 악화된 경우를 누구나 쉽게 경험했을 것이다.

스트레스때문에 위장이 영향을 받고 있는 사람이 생활환경을 변화시켰을 경우 의외로 완치된 사실이 있다는 것을 참고할 필요가 있다.

만성위염에서 가장 중요한 것은 무엇보다도 충분히 수면을 취하는 것이다. 푹 쉬어 위장에 부담을 주지 않고 휴식하게 할 것. 이것이 동시에 스트레스 해소에도 도움이 된다.

그리고, 칼로리가 많은 음식이나 비타민이 풍부한 과일 등을 먹으면 효과적인 것이다. 위장은 항상 편안하게 하도록 해야된다. 이상을 요약하면, ① 푹 잔다, ② 식사를 편중되게 하지 않는다, ③ 유발 원인의 제거. 이것이 위염을 방지한다.

③의 유인(誘因)이란, 위장 자체의 질병이 아니고 위염을 일으키고 있는 그 주변의 장기(췌장이나 간장 등)에 원인이 있는 것을 의미한다. 이같은 경우, 위에 대한 치료보다도 그 원인인 질병을 먼저 발견하고 치유하는 것이 선결문제다.

여기에서 착각하지 말것은 지나치게 약품에 의지해서는 안된다는 사실이다. 위산 분비가 지나치게 많은 사람이 이것을 억제하거나 또는 중화(中和)시키기 위해 약을 먹는 것은 속효성이 있고 일시적으로는 좋으나 그것은 어디까지나 일시적인 것일뿐 위산이 과잉분비되는 근본적인 원인을 완치시키지는 못하는 것이다.

위장이 허약하기 때문에 위염으로 고생한다고 생각하고 위점막을 강화시키는 약을 먹은 다음에 투약을 중단하면 즉시 재발될 것이다. 매일 규칙적으로 올바르게 생활하고 균형있는 식사에 습관이 되면 부패된 음식을 먹지 않는한 위염으로 고생하지 않는다.

위궤양

누구나 위궤양이라고 하면 위장 근방을 눌러보는 사람들이 상당히 있을 것이다. 확실히 듣기만 해도 자기 자신이 아픈것이 아닌가를 의심할 정도로 흔한 병 이름이다.

이 위궤양은 특히 40세 이상의 중년층에 발병율이 많은 것으로 알려져 있다. 그리고 여성보다는 남성이 약 3배 정도 많다. 그 이유는 현대사회에서 여성의 사회적 지위가 많이 향상되고는 있으나 아직도 남성 중심의 사회구조이고, 그래서 여성보다는 남성이 스트레스의 영향을 많이 받고 있기 때문이다.

생쥐를 이용한 실험에서 다음과 같은 보고서가 발표되고 있다. 이 생쥐를 철망속에 넣어 움직이지 못하게 하면 2~3시간 안에 그 위점막에는 울혈(鬱血) 증상이 나타난다. 그후에 다시 3시간쯤 방치해 두면 위점막에서 출혈이 나타나면서 울퉁불퉁한 종양이 생긴다.

이것은 스트레스때문에 고통받은 결과이다. 이와같이 인간의 위장도 스트레스에 매우 민감하게 반응한다. 스트레스가 축적되면 식욕이 부진해지는 것도 이 때문이다.

그러면 위궤양이란 어떤 증상을 말하는 것인가? 방금 생쥐의 실험결과를 설명한바와 같이, 사람의 위장도 점막이 짓무르게 될때가 있다. 가벼운 증상은 식이요법으로 치유되기도 하지만, 늦게 발견되면 위벽에 구멍이 뚫여 토혈(吐血)하는 경우도 있다.
 이와같이, 가벼운 증상부터 회복 불가능한 정도에 이르까지 다양한데, 위점막이 진무른 상태면 위궤양으로 규정한다.

● 일찍 발견하는 방법은?

 대부분은 주기적으로 위장이 아프거나 오심(惡心 : 토하게 되는 것), 가슴앓이, 상당히 악화되면 피를 토할 때도 있다. 위궤양인 경우, 혈변(血便)이나 콜타르같은 묽은 대변이 나오면 주의가 필요하다. 그리고 얼굴색이 푸르거나 명치를 눌렸을 때 아픈 증상도 나타난다.
 또, 식사한 직후에 아프기 시작하는 경우와 2~3시간 지난후 통증을 느끼게 되는 2가지 종류가 있는데, 궤양이 생긴 부위에 따라 다르게 된다. 반대로 공복일 때 통증이 시작하는 경우가 있고 이때, 어떤 음식물이 위속에 들어가면 통증이 진정되나 이것은 일시적인 것에 불과하다. 통증이 해소되었다고 해서 제멋대로 완치되었다고 판단하는 사람이 많지만, 점차 궤양 증상이 악화되어 위벽에 구멍이 뚫이는 천공(穿孔)이라는 상태가 되어버린다.

● 원인과 응급조치는?

 위궤양은 위 안의 공격인자와 방어인자의 불균형때문이라는 주장이 있는데, 이것이 아직은 불확실하지만 위장이 십이지장에서 보내오는 펩신이라든가 점액 등에 의해 보호되고 있는 것은 확실하다. 그런데, 이와는 달리 펩신 분비가 필요이상으로

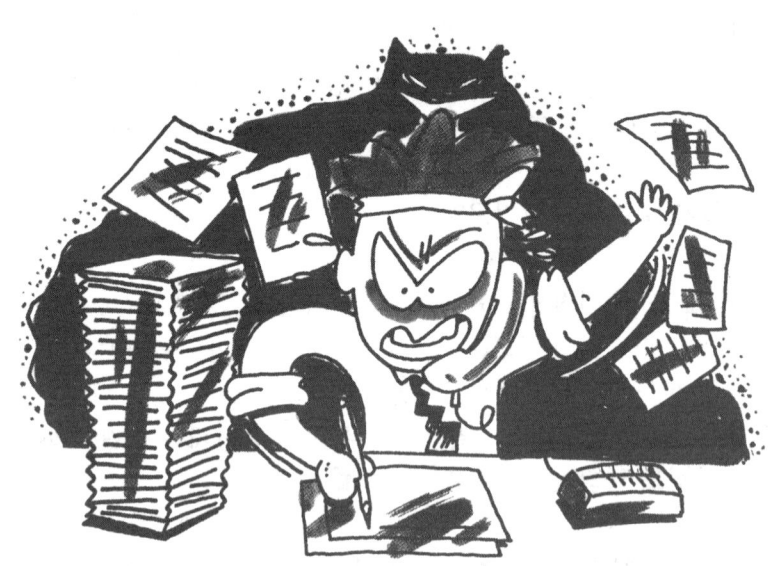

많거나 위산과다, 또는 위벽에 상처가 생기면 이것이 공격인자로 작용되는데, 어디까지나 이것은 직접적인 원인일뿐 이 공격인자를 증가시키는 것은 외부에 있다는 것이다. 결국 스트레스나 불규칙적인 식생활 습관이 근본적인 원인이라고 할 수 있다.

만일 출혈이 심하거나 천공일 가능성이 있으면, 머리를 다리보다 낮게 눕히고 온몸을 담뇨로 둘러싸 체온의 저하를 방지하면서 안정을 취하도록 해야 된다. 가벼운 증상이면 칼로리와 단백질이 많은 음식을 섭취한다. 물론, 지방질을 비롯하여 알코올, 담배, 커피 등은 피해야 된다.

토했을 때는 토한 것이 목을 막히게 하거나 폐속에 들어갈 위험성이 있으므로 즉시 옆으로 눕도록 하여야 된다.

● 위궤양은 재발된다

위궤양이란 것은 완치되었다고 해도 재발되는 경우가 많다. 대부분은 1~2개월 정도 알코올이나 담배를 중단한 후, 통증이 해소되면 완치된 것으로 속단하고 다시 옛날 식생활로 되돌아가기 때문에 재발되는 경우가 많은 것이다.

개인적인 속단은 위험하므로 완치될 때까지는 전문의사의 지시에 따라야 된다. 대체적으로 위궤양이었던 사람의 50% 정도가 2년후쯤 재발되고 있으므로 그 재발율이 높은 편임을 알 수 있다.

위궤양은 위염, 위암과 함께 위장의 3대질환으로 알려져 있다. 그만큼 현대인에게 많은 질병이므로 전형적인 '현대병'의 하나라고 말할 수 있을 것이다.

위아토니

한마디로 말해서 위장의 기능이 저하되는 것을 위아토니라고 말한다. 더위로 몸이 허약하거나 여름을 타기때문에 위벽이 무력(無力)해져 위하수(胃下垂)처럼 되는 것이다.

위장 기능이 악화되면 위액의 분비가 적어져 음식물은 소화불량을 일으키기 쉽다. 이것이 반복되면 이번에는 미쳐 소화시키지 못한 음식물이 도착된 소장에서 염증을 일으키게 된다. 이때의 증상은 위장의 팽창감이나 트림, 압박감 이외에도 식사 후에는 식도가 피곤한 느낌을 갖게 된다.

원인으로 생각할 수 있는 것은 자율신경실조인데, 자율신경실조증이란 것은 스트레스가 쌓였을 때 등, 이를 지배하고 있는 교감신경과 부교감신경의 불균형때문에 생기는 것이다. 그리고, 자율신경실조가 되면 항상 몸이 피곤하거나 잠을 이룰수가 없고 부정수소(不定愁訴)같은 상태가 나타난다.

그리고, 위아토니는 수척한 사람에게 비교적 많은 것으로 알려지고 있다. 몸이 메마른 사람은 위장 자체가 가늘고 긴 위하수와 비슷한 경우가 많아서 소화불량이 되기 쉽기 때문이다. 어쨌든 위아토니는 스스로에게 원인이 있다기 보다는 외부적인 유인(誘因)에 의해 나타나는 것으로 생각해야 될 것이다.

치 료

오른쪽 옆구리를 아래로 하고 눈다. 특히 식사후 위장에 불쾌감이 있을 때는 반드시 이렇게 하는 것이 바람직하다. 위장에서 십이지장으로 연결된 관은 오른쪽 아래에서 나와 있으므로 소화된 음식물은 위장에 머무르지 않도록 하는 것이 좋은 것이다. 약은 자율신경 흥분제나 진정제를 복용하는데 반드시 전문의사의 올바른 지시에 따라야 된다.

위 암

이 질병만큼 무서운 것은 없을 것이다. 우리나라의 경우, 남자 암의 30%, 여자 암증의 약 20%가 위암일 정도로 발생률이 높다. 위암에 대한 연구도 많이 개발되어 옛날보다는 위험성이 많이 감소되었고, 5년 생존율도 상당히 연장되었지만 아직도 사망률이 높은 것은 변함이 없다. 무엇보다도 식생활 개선을 통해 위암 발생률을 감소시키는 노력이 필요하다.

● 위암의 발생 원인

서구인에 비해 위암은 우리나라 사람에게 많은 편인데, 그 이유는 어디에 있는가?
우선 생각할 수 있는 것은 식생활 습관의 차이라고 할 수 있겠는데, 대략 다음 3가지 요소가 발암과 관계있는 것으로 알려지고 있다.
① 식생활 습관, ② 음주, 흡연, ③ 유전적인 것.
식생활 중에서도 장기간 염분을 많이 섭취하는 것은 좋지 않은 것으로 알려져 있다. 물론, 암 이외에도 너무 매운 것은 고혈압 원인이 되기 때문에 피하지 않으면 안된다. 대식가들이나 규칙적으로 매일 정해진 시간에 식사를 못하는 사람들도 주의해야 된다. 음주나 흡연 중에서 특히 담배는 결정적으로 나쁜 요소라고 할 수 있다.
그 이유는 담배를 피우지 않는 사람에 비해 흡연자가 위암, 식도(食道)암, 간암 등 소화기계의 암, 폐암 등에 걸릴 수 있는 확률이 압도적으로 많기 때문이다. 위암에 있어서도 담배를 피우지 않는 사람은 30% 정도의 발생률인데 비해 흡연자들은 65~70%나 된다.
애주가들은 어떤가? 확실히 과음하는 경우, 위암이나 췌장암과 연관이 있는 것으로 알려져 있으나 위암과의 인과관계는 확실한 데이터가 없다. 폭주가 중에서도 위암과 거리가 먼 사람이 있기 때문이다. 그러나 과음이 위장에 어떤 영향을 준다는 것만은 사실일 것이다.

● 다른 질병과 비슷한 증상에 현혹당하지 말 것

처음부터 위암으로 확인될 수 있는 증상이 나오는 것은 아니다. 팽창감, 압박감, 동통(疼痛), 가슴앓이, 트림, 여기에 토기(吐氣) 등이 동반되고 식욕이 떨어진다. 사람에 따라서는 빈혈 상태가 되거나 권태감, 설사, 혈변(血便) 등도 나타난다.

그러나, 이런 증상은 위염이나 위궤양에도 나타나기 때문에 정밀검사가 아니면 오진하기 쉽다. 너무 늦게 발견되면 완치가 어렵게 된다. 위암이 가장 많이 발병되는 곳은 유문(幽門)부위, 즉 위장의 가장 아래로 십이지장과 인접된 부분인데 여기에 증상이 나타나면 파이프가 막히는 것처럼 되기때문에 토기(吐氣)를 동반하게 된다.

● 위암은 조기발견이 중요하다

무엇보다도 완치하려면 빨리 발견하는 것이 가장 바람직하다. 특히, 위염이나 위궤양 등을 경험한 사람이 위장에서 이상한 증상을 느낀다면 즉시 검사를 받아야 된다.

그리고, 위장에서 이상한 증상을 못느끼는 사람도 1년에 2번 정도는 정기검진을 받는것이 바람직하다. 모든 국민들이 의료보험제도의 발달에 따라 본인이 원하기만 하면 정기적으로 검진을 받을 수 있는 여건은 사회적으로 보장되어 있다.

어느 회사의 실례인데, 대학에서 운동선수를 했고 직장에서도 체력에는 자신감이 충만한 젊은이가 어느날의 정기점진에서 초기의 위암으로 판명되어 수술을 받게 된 경우가 있었다. 조기 발견의 다행한 경우라고 할 수 있다.

● 무서운 전이(轉移)

젊은이가 급사하는 이유는 위암이 간장, 췌장, 간뇌(肝腦), 십이지장과 밀접하게 연결되어 있을 뿐만 아니라 림프절에 있는 림프관을 통해 암 세포가 각 부위로 전이(轉移)되기 때문이다.

젊은이들은 세포분열이 활발한 만큼 암세포도 왕성하게 급성장되기 때문에 단시일 내에 전이가 확산되는 것이다. 어떤 사람에게는 골수액의 암인 소위 백혈병이나 뇌에까지 전이되는 경우도 있다.

암이란 것은 전이의 여부에 따라 생명연장의 가부가 결정되는 경우도 많은 것이다.

그러나 '짚으라기라도 잡으려고 하는' 심정이 환자나 가족들의 소망인 것이다. 암의 말기증상인 통증과 고통은 진통제만으로도 해결될 수 없을 정도이기 때문에 가족들은 안락사까지 생각하는 경향도 있을 정도다. 어쨌던 위암뿐만 아니라 말기 암은 괴로운 것이다. 평소부터 스트레스가 쌓이지 않도록 노력하면서 생활에서 여유를 갖도록 힘쓰는 것이 바람직한다.

위신경증(胃神經症)

반복되는 이야기지만, 위장은 외부적인 스트레스에 허약한 장기이고, 더구나 음식물을 맨처럼 받아들이는 만큼 매우 민감한 부위인 것이다. 위신경증은 슬픈 일이라든가 싫어하는 일이 있을 경우, 발생되어 장해를 유발하는 것이다. 그 증상으로서는 식욕부진이나 둔통(鈍痛) 이외에 심할 때는 토기(吐氣)가 나타나고 실제로 토할 때도 있는 것이다.

다음과 같은 실례가 있었다.

A씨는 일요일도 출근할 정도로 노력가인데, 어느날 우연히 과식때문에 소화불량이 되었다. 아마도 음식물에 잡균이 섞여 있었던 것으로 짐작되었다. 설사가 4~5일 계속되다가 여름을 타는 체질이라 식욕까지 떨어지고 말았다. 누구보다도 체력에 자신을 갖었던 A씨는 스스로를 재수가 없는 것으로 생각했다. 누구보다도 식욕이 왕성했었기 때문에 충격은 큰 것이었다. 그리고 제멋대로 혹시 암이 아닐까 라고 생각했다.

암 노리로제라는 것이었다. 사실상은 아무 일도 아닌데, 자기 자신이 그렇게 생각하는 것이 암노이로제다. 이렇게 되면 누가 충고해도 믿지 못하게 되는 것이 문제인 것이다. A씨는 이 '함정'에 빠진 것이다.

공포와 초조감 속에서 진찰을 받은 결과는 전혀 '백지'상태였다. '아무일도 아닙니다. 식욕부진은 여름을 타기 때문일 뿐입니다'라고 의사가 단언했는 데도 마음속으로는 암이라고 단정하고 자기 모르게 아내에게만 사실을 알려 주고 있는 것이 아닌가 하고 의심할 뿐이었다.

그러기 때문에 A씨는 더욱 식욕이 떨어졌고, 사실상은 위장 그 자체에 기질적(器質的)인 병이 없는 데도 입원시키지 않을 수 없는 곤란한 처지에 빠졌다.

이것이 전형적인 위신경증 현상인데 방치하면 우울증으로 진행될때도 있고 더 나아가 자살하는 경우도 상당히 있다. 이것도 무시할 수 없는 '현대병'의 하나라고 말할 수 있을 것이다.

스트레스는 항상 우리 주위를 맴돌고 있다. 그러니까, 신경과민이 되지 않도록 노력하는 것이 무엇보다 중요하며, 예방으로서는 아침에 달리기를 한다거나 맨손체조같은 것으로 정신을 유쾌하게 갖는 것이 가장 바람직하다.
　여성들도 에어로빅 교실에서 항상 운동하는 경우, 이같은 병자를 찾아보기 힘들다. 언제나 건강미가 넘쳐흐르고 있다. 이것은 에어로빅이 무엇보다도 스트레스 해소에 매우 효과적이기 때문이다.
　운동이라는 것은 단순히 미용뿐만 아니라 건강에도 매우 효과적으로 공헌한다. 이 위신경증과 비슷한 증상에 '신경성 식욕부진'이 있다. 이것은 사춘기의 여성에게 많은데, 비만증에 너무 민감해 식욕부진에 빠지는 현상인 것이다.

위하수(胃下垂)·위확장(胃擴張)

　정확하게 말해서 이 2가지는 병이 아니다. 위하수는 메마른 체격인 사람에게 많고 길다랗게 위장이 늘어진 상태를 말한다.
　복근(腹筋)이 허약해진 사람이나, 위장 수술후에도 생기기 쉬운데, 건강한 사람의 위장 위치와는 다르기 때문에 소화기능도 저하되고 있다. 이 경우, 알코올이나 커피를 과음하면 허약해져 소화불량으로 고통받게 된다. 그래서 얼마 후에는 위염에 걸릴 확률이 높아지는데, 평소의 생활에 지장이 없으면 방치해도 크게 지장이 없다.
　다만, 전문의사가 방치하면 안되겠다고 할 정도로 심한 경우에는 위장을 들어올리는 '위하수 밴드'라는 기구를 사용하게 된다.

위확장은 대식가들에게만 해당되는 것으로 생각하기 쉬운데, 꼭 그런 것만은 아니다. 한가지는 위장 활동이 어떤 원인에 의해 마비되거나 긴장 상태가 돌연 없어져서 소화기능이 저하되고 음식물이 위속에 정체되면서 여기에서 가스가 발생되어 담즙이나 위액과 함께 부풀어 올라와 버린 것이 또 한가지 원인이다.

또, 위장 속에 폴립(양성종양)이 생겼기 때문에 음식물의 흐름이 원활하지 못할 때에도 위장은 확충되어버린다.

그 밖에도 위장의 출구(出口)나 십이지장에 염증이 발생되어 파이프가 수축되거나 척추의 변형(變形), 임신 등에 의해 생길수도 있고, 암도 그 원인이 될 수 있다.

증상과 처방

초기에는 배가 심하게 팽창되어 트림이 나오기도 한다. 배를 만져보아도 부어오른 것을 느낄 수 있을 정도다. 그 다음에 식욕부진이나 가벼운 통증같은 것이 동반되면서 토기가 생긴다.

방치하면 먹은 것을 토하게 되는데, 푸른 색깔인 경우가 많고 검으스레할 때도 있다. 이때는 안정을 취한 다음에 의사의 내과적 진단에 의한 처방을 받아야 된다. 지나치게 심한 구토는 탈수증을 유발할 수 있으므로 링겔액을 점적 주입할 경우도 있다. 결론적으로, 다른 질병이 원인인 경우가 많으므로 위확장을 너무 가볍게 취급하면 안될 것이다.

2. 장(腸)에서 생기는 질병과 원인

만성 장염(慢性腸炎)

장염(腸炎)에는 만성과 급성이 있고, 만성 장염은 어떤 의미에서는 가장 서민적인 질병으로 생각되어 왔다. 그러나 현재는 '과민성대장증후군'등과 혼동되어 왔던 것을 알게 되었고 그래서 범위가 상당히 축소되었다.

흔히 수술 후에 이 만성 장염에 걸린 경우가 많은데, 그것은 장내의 세균이 증가하기 때문이다. 다만, 급성 장염이 오래된 뒤에 만성이 되는 경우는 없다.

① 식사의 섭취 방법
② 세균의 침범
③ 물리적 또는 화학적 물질에 의한 자극 등을 원인으로 생각할 수 있다.

특히 여름에는 생수를 지나치게 마시는 경우가 있다. 여름철 피서지 캠프에서 익숙하지 않은 물을 돌연히 마시면 거기에 함유된 물질이 전과 다르기 때문에 위장이나 장이 방향 감각을 잊어버리게 되는 것이다.

이같은 화학물질의 차이라든가, 약품의 과다 사용, 불규칙적인 식생활 습관 등이 장 기능을 저하시키는 것이다.

증상과 처방

식욕부진, 설사, 뱃속에서 나는 소리 등의 불쾌감이 우선 나타난다. 그 초기 증상을 잘 생각해 보면 원인이 무엇인가를 쉽게 파악할 수 있다.

설사만 계속되는 것이 아니고 대부분은 변비와 교대되는 경우가 많다. 특히 대장에 장해가 나타나면 부패하는 냄새가 대변에서 풍긴다. 그리고 가스가 비정상적으로 발생되기 때문에 하복부는 항상 팽창된 상태가 된다.

어떤 경우에는, 낮에는 괜찮은데 잠자는 도중 반드시 정해진 시간에 설사가 생긴다는 것이다. 이것은 아마도 스트레스에서 오는 자율신경의 변조(變調)로 몸의 시그럴(신호)이 그 같은 패턴을 만들었기 때문인 것으로 볼 수 있다.

이와같이 스트레스가 중대한 요인인 경우가 많을 것이다. 어쨌든 설사일 때는 너무 고민할 필요가 없다. 첫번째 조치는 배를 냉하게 하지 않는 것이다. 그리고 자주 설사하는 사람은 여름에도 잘 때 배를 덮는 습관이 필요하다. 여기에서 주의할 것은 몸 전체를 따뜻하게 보온하는 것이 중요하다.

설사가 계속되면 영양분이 전부 몸밖으로 배설되는 결과가 되므로 영양의 보급에 노력해야 된다. 비타민이 풍부한 과일등을 섭취하기 바란다.

급성 장염(急性腸炎)

어린이에게 많은 것이 급성 장염의 특징이다. 물론 어른에게도 잘 발병된다. 그 대부분은 위염과의 합병증이기 때문에 '급성 위장염'이라고 부를 때도 있다.

원인은 몇가지뿐인 ① 폭음이나 폭식, ② 식체(食滯), ③ 춥게 자서 탈나는 것 등으로 이것이 대부분 직접적인 원인인데, 특히 날씨가 구질구질할 때는 바이러스나 세균이 잘 번식되기 쉽고, 이것이 음식물에 침범될 수 있으므로 주의가 필요하다.

첫번째, 폭음이나 폭식은 당연히 피해야 된다. 과음에다가 과식(過食)까지, 보통 범위 이상을 섭취하니까 '처리공장'인 위장이 적절하게 통제하지 못하게 되는 것이다.

• 위염에서 장염으로

식욕부진이나 위장이 아플때는 아직 위염 단계라고 할 수 있는데 토기, 복통, 설사등으로 진행되면 장염이 될 수 있다.

통증 장소에 따라 현재 어느 쪽이 염증을 일으키고 있는가를 스스로 진단할 수 있다. 배꼽 주위만 아픈 경우는 소장이, 이보다 큰 범위가 아프면 대장 중의 결장 부위가 염증을 일으켰다고 생각할 수 있다.

급성 장염의 특징은 끊임없이 설사와 복통이 엄습해 오는 것이다. 심한 경우에는 하루에 20회 이상 화장실에 가는 경우도 있다. 그래서 하루 사이에 바짝 수척해지는 사람도 있다. 배설물이 문제되는데, 황색에 녹색이 섞이거나 출혈이 동반될 때도 있다. 이것은 장의 점막이 파괴되어 출혈되기 때문이다.

이 정도로 상태가 심각하면 얼마동안 아무것도 먹지말고 배를 따뜻하게 한 다음에 안정을 취할 필요가 있다. 다만, 수분이 계속 체외로 빠짐으로 차같은 것을 보충해야 된다.

특히, 어린이들을 방치하면 탈수증상 때문에 전신마비를 가끔 유발할 수 있다. 솜에 물을 적셔서 입에 넣도록 조치해야 된다. 심할 때는 설사도 물만 나온다. 그리고, 체온이 40도 정도

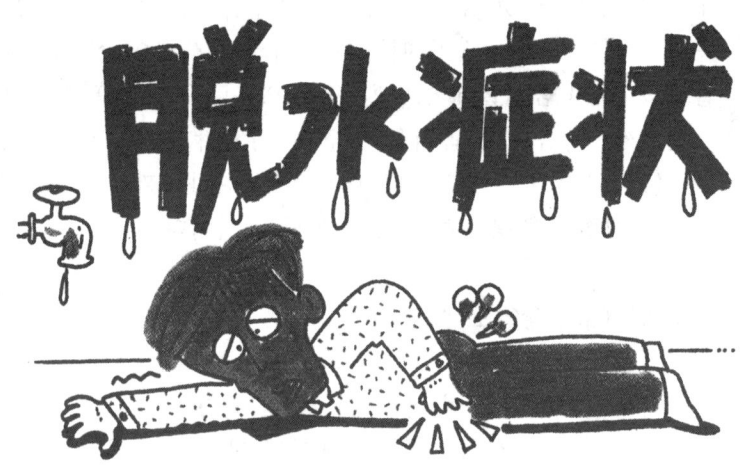

까지 오르면 위험하므로 즉시 전문의를 찾아가야 된다.
 어느정도 증상이 정상화되면 소화가 잘되는 음식물을 섭취해야 한다.
 복부의 통증이 부드러워지면 먼저 죽이나 야채 수프 등을 먹다가 서서히 순서에 따라 딱딱한 것으로 옮겨 간다. 너무 급히 회복하려고 하면 또 설사하게 되므로 무리하지 않도록 주의해야 된다.

 과민성 대장증후군

 지금까지 장염(특히 만성인 것)으로 생각되었던 것을 철저하게 조사한 결과 잘못되었다는 것을 알게 되었다. 그래서 지금은 비정상적인 장의 여러가지 질병이 대부분 이 과민성대장 증후군인 것으로 판명되었다.

더구나 그 질병 원인은 장 그 자체에 이상이 있는것이 아니라 스트레스나 긴장감 같은 것에서 출발됐다는 점에서 전형적인 현대병으로 생각되었기 때문이다.

예를들면, 음식물과는 전연 관계없이 설사를 일으킨다. 설사의 양상은 사람에 따라 다르게 나타나는데, 만일 피가 섞여 있다면 이 질병에 해당되는 것이 아니므로 다른 질병을 의심해야 될 것이다.

특징으로는 변비가 1주일쯤 지속되다가 토끼똥처럼 딱딱하게 된다. 이것은 스트레스때문에 장의 운동이 저하되거나 정신적인 흥분, 자극으로 장에 장해가 생기기 때문이다.

● 우선 스트레스를 없애는 것이 중요하다

무엇보다도 중요한 것은 원인인 자극이나 스트레스를 없애는 것이다. 개인적인 입장에 따라서는 직장을 옮기거나 전근하는 것이 효과적일 수도 있다. 긴장이 풀리거나 릴랙스(relax)되면 두통, 불면, 피로감, 현기증, 동계, 마비 등이 설사나 변비와 함께 거짓말처럼 해소된다.

이 질병은 이같은 자율신경의 변조도 동반하기 때문에 다른 질병과의 차이를 잘 알수 있을 것이다. 무조건 '마음의 병'부터 먼저 치유하는 것이 선결문제인 것이다.

십이지장 궤양

이 질병은 연령적으로 볼 때, 20대에서 40대까지의 남성에게 많은 것이 특징이다. 즉, 젊은이에게 발생율이 높다고 할 수 있다.

그 원인 자체는 위궤양과 마찬가지로, 방어인자(防禦因子)와 공격인자의 균형이 깨져 장의 벽이 짓물러 생기는 것으로 알려지고 있다. 다만, 이 방어인자와 공격인자의 밸런스가 깨지는 것은 무엇보다 스트레스나 식생활 때문이라고 할 것이다.

무슨 이유로 십이지장 궤양이 많으냐면, 위장과 가까울뿐만 아니라 여기에서는 담즙이나 췌액이 혼합되는 부위이기 때문이다. 담즙이나 췌액은 알칼리성인데 장내의 염산(鹽酸)과 중화(中和)가 잘 되지 못하면 궤양을 유발하는 것이다.

● 밤에 방문하는 위통

위궤양은 일반적으로 식사를 한 후에 통증이 시작되지만, 십이지장 궤양은 좀 시간이 지나 밤중에 아프기 시작한다. 그러므로, 이 차이로써 위장인가 십이지장인가를 구별해 판단할 수가 있는 것이다. 십이지장 궤양은 특히 위산이 강하게 나오므로 침에서도 시큼하게 느낄 수 있다.

이 신맛을 감소시키려고 물을 마시면 약간 통증이 가라앉는다. 그러므로, 이 '밤의 방문자'를 억압하려면 밤에 나오는 위산의 분비를 억제하면 되는데, 그러기 위해 자율신경차단제라고 하는 약을 잠들기 전에 복용하면 효과적이다. 다만, 이것은 근본적인 치료제가 아니다. 일시적인 조치에 불과하므로 완치된 것으로 판단하면 안된다.

가끔 계절이 바뀔때 쯤, 오른쪽 상복부가 자주 아프고 또 피곤할 때도 같은 증상이 나타나는 경우가 있다. 그러나 십이지장궤양때문에 식욕이 떨어지는 경우는 별로 없고, 장염과는 달리 설사보다도 변비 오심, 구토 등의 증상이 나타난다.

장폐쇄증(腸閉鎖症)

　장폐쇄증이란 문자 그대로 어떤 원인에 의해 장(腸)이라고 하는 파이프가 막혀버리는 것이다. 이것은 대단히 중요한 것이다. 막힌다고 했으나 음식물이라든가, 장벽에 생긴 종양 등이 확산되어 파이프를 봉쇄하는 '기계적 장폐쇄(腸閉鎖)'와 장 그 자체가 마비되어 기능을 잃어 막히게 되는 '기능적 장폐쇄' 2가지가 있다.
　후자의 원인으로서는 맹장염이나 결석때문에 개복(開腹)수술을 하게 되면 그 후유증으로서 기능이 저하될 때가 있다.
　증상은 계속 반복적으로 찾아오는 배의 통증과 함께 배안에서 꾸룩꾸룩하는 소리가 나온다.
　장폐쇄의 특징은 구토이다. 더구나 음식물이 장에서 아래로 내려가지 못하기 때문에 장내의 가스가 축적되어 배안에서 소리가 나고 손으로 누르면 꼬록꼬록하는 소리가 들려 온다.
　다만, 통증이 복막염과 비슷하므로 착각할 때가 있다. 그러므로 전문의를 찾아가 진찰을 받도록 하는 것이 현명하다.

●주요 원인은 운동부족

　평소에 별로 운동을 하지 않는 사람들에게서 발병되는 경우가 많다. 장운동이 활발하지 못하면 아무리해도 음식물의 유통이 나빠지고 이것이 지속될수록 더욱 악화된다.

  그리고, 식사후에 바로 눕거나 좋지 못한 자세를 취하거나 하면 장 그 자체에 나쁜 영향을 주어 장염전증(腸捻轉症)의 원인도 된다. 어쨋던 평소에 적절한 운동을 통해 건강에 신경을 쓰면 별 문제가 없을 것이다.

  불행하게도 장폐쇄로 진단된 경우, 흡인에 의한 감압(減壓) 요법이나 전해질보정(電解質補正) 등 대책을 세우게 되는데, 대부분의 경우 수술에 의존할때가 많다. 비교적 발생율이 높은 것은 아니나 장의 위치가 불안정한 어린 유아들에게 다발 되기 쉽다.

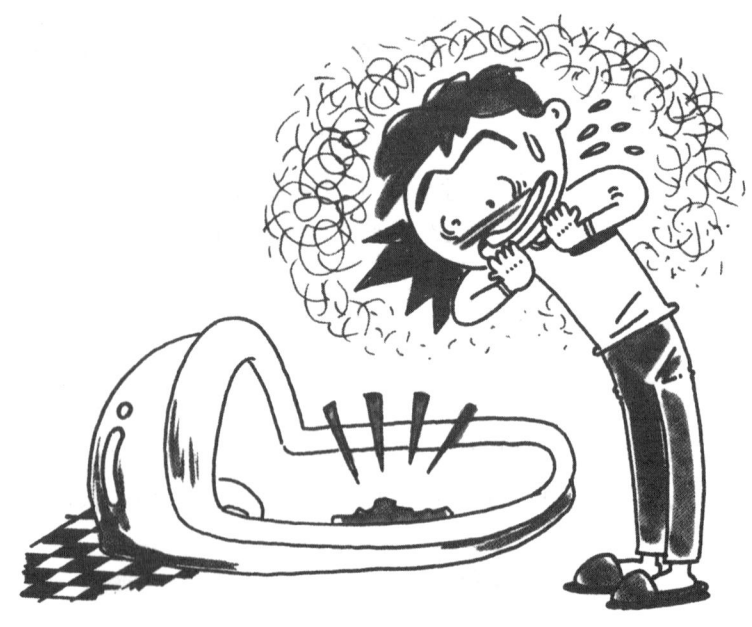

대장 및 직장암

장에서 발생하는 암은 해마다 증가되는 경향인데, 위암 다음으로 전체 암중에서 10% 정도에 이르고 있다. 장에도 대장에서 직장까지 여러가지 부위가 있으나 소장에서는 거의 암이 발생되지 않는다. 대장에서는 그 중의 반 이상이 직장암인 경우가 많고 다음에 S상 결장암, 맹장암의 순서가 된다.

• **다른 암과의 차이**

위암과 크게 다른 것은 연령차일 것이다. 위암은 나이와 관계없이 나타나는데, 특히, 20대의 젊은이에게도 발병자가 많다. 그러나 대장암은 대부분 고령자라는 통계가 발표되고 있다.

주로 60대에서 70대의 노인들인데, 그러기 때문에 악화되거나 다른 부위에의 전이는 비교적 속도가 느린 것이 특징이다. 그 중에는 대부분 전이되지 않고 상당히 시간이 지난뒤 개복하여 관찰할 결과, 대장에만 남아있었다는 희귀한 실례도 있을 정도이다.

• **참는 것은 문제가 된다**

아직 확실하게 원인이 해명된 것은 아니지만, 궤양성(潰瘍性) 대장염에 의해 악성의 종양으로 진행된 것이 아닌가 하는 것이 현재까지의 연구 결과로 알려져 있다.

그런데, 궤양성 대장염은 노인중에서도 통증을 참는 경우가 많은 것이다. 수술이 싫으니까 약제로 적당히 통증을 분산시키다가 장속에 종양이 생겨 장폐쇄(腸閉鎖)가 되고 결국 참을 수 없어 수술했을 때는 너무나 늦었다는 경우가 상당히 많은 것이다. 그러므로, 참을성이 많다는 것도 무조건 좋은것만이 아니므로 심사숙고하기 바란다.

위암과는 달리 급속도로 악화되는 것이 아니고 서서히 진행되기 때문에 참을 만큼의 통증이라고 해도 수술방법이 가장 효과적이라면 빨리 단행하는 것이 바람직할 것이다.

• 각 부위별 증상의 차이

우선 직장암인 경우, 자각증상으로서 변비와 혈변이 나타나 이상한 느낌을 갖게 되는 경향이 많다. 초기에는 배변이 곤란한 정도뿐인데, 다른 장의 질병처럼 복통이나 권태감, 빈혈과 같은 것은 말기에서만 증상으로 나타나는 것이다. 그래서 상당히 악화된 다음이 아니면 의사의 진찰을 받지 않는 사람이 많은 것이다.

말기가 되면, 반복적으로 구토하거나 암성(癌性)의 복막염을 일으키고 간기능 장해가 동반된다. 맹장암이나 결장암인 경우, 초기증상에서 발견되는 것은 매우 드물고, 말기가 되어 비로소 빈혈이나 체중감소, 아픈 부위에 대한 촉진으로 종류(腫瘤)가 확인된다.

40세가 지났는데도 설사가 잘 낫지 않는다거나, 빈혈같은 것으로 괴로운 사람은 한번쯤 의심해 보는 것이 현명하다.

설사와 변비가 교대로 나타나거나 미열, 식욕부진, 이유없이 구토감이 생기는 것도 마찬가지이다. 이와 반대로 S상 결장암은 부위가 비교적 좁은 편이므로 조기에 증상이 나타나 비교적 발견이 쉽다. 이 경우는 장이 협착(狹窄)되므로 배변이 곤란하게 된다.

• 대변에 따라 판단된다

각 부위에 따라 대변의 상태가 다르기 때문에 어느 정도는 판단이 가능하다.

① **직장암**…배변시 둔통이 있거나 점액이 섞여 나온다. 얼마 후 가느다란 모양으로 변하고 피가 섞여나오기 시작한다. 암이 진행되면 항문의 괄약근(括約筋)이 제대로 작용하지 못해 점액이 스며나오거나 혈농(血膿)이 나올 때도 있다.
② **맹장암, 결장암**…초기부터 피가 대변에 섞여나오는데, 대부분 느끼지 못할 경우가 많은 것이다. 암이 진행되면 고름도 혼합된다.
③ **S상 결장암**…대변에 피가 섞이는 것은 마찬가지인데, 악취가 매우 심하고 점성(粘性)이란 점이 이 암의 특징이다.

어쨌던 암은 조기발견이 가장 큰 핵심이므로 평소부터 대변 상태를 잘 관찰해야 된다.

• 어떤 검사가 있는가?

대개 다음 3가지 검사를 생갈할 수 있다. 하나는 지진(指診)으로, 손가락을 항문속으로 넣어 종양을 탐색하는 것인데 이것은 항문 근처 이외는 검사할 수 없는 결점이 있다. 다만 직장암은 대부분 90% 이상이 항문에서 10cm 이내 부위에 증상이 나타나기 때문에 발견율은 상당히 높다고 할 수 있다.

　내시경검사는 하부의 대장암을 진찰할 때 이용되는데, 항문에 파이버스코우프(Fiberscope)를 삽입하여 관찰한다. X선 검사는 항문에서 바륨(barium)을 주입하여 입으로 마신 바륨처럼 조사하는 것이다.

　우리나라의 의학수준도 선진국 수준에 올라 있고, 최첨단 의학기기도 다량 활용되고 있기 때문에 오진되는 확률은 거의 없다고 생각해도 될 것이다. 뭣보다도 본인 스스로가 좀 이상하다고 생각되면 종합병원을 찾아가는 습관이 생활화 되어야 할 것이다.

충수염(虫垂炎)

　맹장염이라고 부르는 것이다. 맹장 끝에 꽁지처럼 붙어있는 돌출부에서 균때문에 염증이 일으키는 증상이다. 오늘날 이 충수염은 체질과 관계되어 있고, 유전되는 것으로 알려져 있다. 여기에도 급성과 만성이 있고, 20대에서 30대에 걸친 비교적 젊은이에게서 많이 발생된다.

　만성 맹장염은 최근까지만 해도 급성 맹장염이 완치된 후의 후유증으로 생각되어 왔다. 그러나 지금은 과민성대장염의 하나일 것이라고 추정되고 있다.

　급성인 경우, 원인은 대부분이 음식물에 혼합된 잡균때문이다. 처음에는 명치 근방이 아프기 시작하고, 그 다음에 열이 나면서 식욕이 떨어지는 것이다. 이때 오한과 함께 피로감이 심하게 나타난다. 그후 오른쪽 하복부가 점차 아프게 되면서 심해지면 다리를 뻗을 수 없게 된다.

맹장염이 생기면 혈류가 악화되고, 이것을 방치하면 괴저(壞疽)라고 하여 썩다가 짓물러 구멍이 뚫어지게 된다. 그런데 처치가 늦어지면 복막염이 병발되어 죽을 수도 있는 위험한 증상이란 것을 잊어서는 안된다.

가벼운 증상은 약제로 통증을 해소시키는 것도 가능하지만, 과민성대장염으로 진행될 수도 있으므로 수술로서 제거하는 것이 가장 바람직하다.

3. 간장(肝臟)에서 생기는 질병과 원인

 간장은 위장이나 대장, 소장 등과 밀접한 관련을 갖고 있다. 그러기 때문에 서로 이상한 요소가 나타나면 큰 영향을 받게 된다. 간장의 주요한 질병에는 황달, 복수, 간염, 간경변, 간암 등이 있는데 그 중에서도 간염, 간경변, 간장암에 대해 서술하기로 한다.

간염(肝炎)에는 종류가 많다

 간장이 매우 '활동력이 강하다'는 것을 앞에서도 설명했다. 그래서 사소한 질병에 걸려도 극복할 수 있고 참을성도 있다. 그러나 이것이 오히려 허점이 될 경우도 있다.
 급성 간염 이외의 다른 병에 걸려도 거의 증상이 나타나지 않으므로 이상하다고 느꼈을 경우는 이미 악화됐다는 실례가 상당히 많은 것이다. 그러므로, 간장을 지키려면 정기적으로 혈액검사를 받아 체크하지 않으면 안된다.
 우선 간염에는 3가지 타입이 있는데,
 ① 바이러스 간염
 ② 알코올성 간염
 ③ 중독성(中毒性) 간염으로 분류된다.
 바이러스 간염에는 A형, B형, 비(非)A비(非)B형이 있는데 매우 골치아픈 증상이다. 그런데, 최근에는 새로이 C형이 있다

제4장 위장병의 치료와 식사편 211

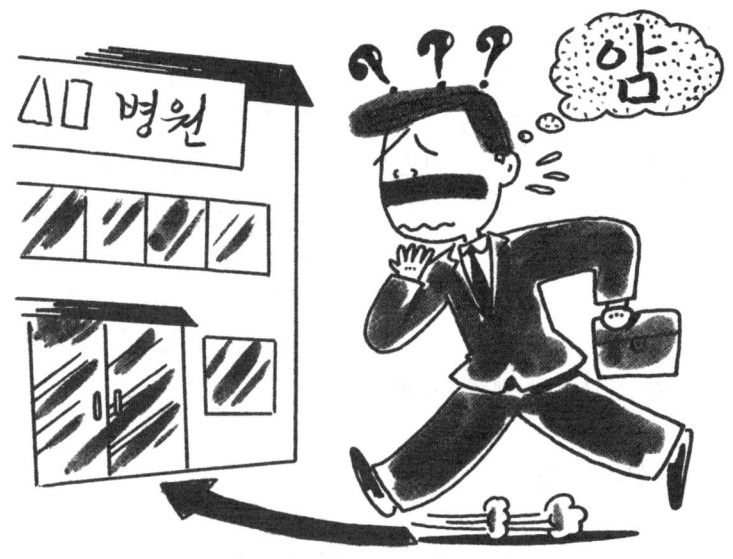

는 사실이 확인되었다.

우선 A형 간염은 경구(經口)로 전염된다. 상수도와 하수도 시설이 정비되어 있지 않은 나라를 여행한 사람들이 잘 발병된다. 잠복기간은 개인차가 있으나 대개 2~6주간으로 알려져 있다.

B형 간염은 감염자의 혈액에서 전염되는데, 타액이 묻은 컵이나 칫솔 등이 감염원이 된다. 감염자와 성교한 경우에도 눈에 보이지 않는 성기의 상처에서 전염될 수 있다.

가장 무서운 것은 감염자의 피인줄 모르고 채혈된 피를 수혈한 경우였는데, 현재는 과학적 검사가 개발되어 거의 이같은 폐해가 해소되었다.

B형 간염의 잠복기간은 A형에 비해 매우 길고 1개월 이상 발병하지 않는 것이 일반적이다. 그 중에는 6개월 후에 발병될

때도 있다. 현재는 백신이 개발되어 있으므로 미리 예방하면 방지가 가능하다.

비A비B형이란 것은 그 바이러스가 발견되지 못해 최근까지도 전혀 정체를 알수가 없었다. 그래서 백신도 개발되지 못했는데, 10여년 전에 발견되면서 왁진도 개발되었다. 비A비B형은 잠복기가 2주일인 경우도 있고 반년인 사람도 있을 정도로 사람마다 다르다.

A형 간염은 만성 간염이 되지 않으나 다른 2종류는 그 30% 정도가 만성으로 진행되는 것으로 알려져 있다. C형에 대하여는 간암을 설명할 때, 언급하기로 한다.

●증상과 처치

처음에는 전신적인 피곤감이 자각증상으로서 나타난다. 그리고, 계속 식욕이 없어지고 발열과 토기가 엄습해 옴으로 흔히 위장 카타르로 오진될 때가 많다. 얼마 후에는 소변도 누렇게 탁해지고 악화되면 커피같은 색으로 변한다.

자각증상이 나타난 뒤 3일~10일쯤 지나면 부종과 황달이 온몸에 나타나고 간장 부위를 누르면 통증을 느끼게 된다.

간염은 어떤 증상이거나 모두 안정이 가장 중요하다. 우리가 서있을 때와 몸을 옆으로 누어 있을 경우를 비교해 보면 간장을 통과하는 혈액량이 30%이상 다르다. 혈액을 깨끗하게 정화하는 간장의 기능을 발휘하려면 몸을 옆으로 누어있는 것이 크게 도움이 되는 것으로 알려져 있다.

초기인 식욕이 있을때는 단백질을 가급적 많이 섭취할 필요가 있다. 그리고 외국에 여행갔을 경우에는 가능한 한 생수를 그대로 마시지 말아야 된다. 특히 동남 아시아나 아프리카, 남아메리카 지역에서는 주의할 필요가 있다.

● 애주가들의 주의사항

다음은 알코올성 간염이다. 갑자기 술을 폭주하거나 자기의 음주량 이상으로 마시면 다음 날까지 숙취때문에 고생하게 되는데, 이같은 상태의 심한 증상이라고 생각하면 틀림없다. 원인은 물론 알코올의 과잉섭취인 것이다.

대량으로 과음하지 않아도 오랜기간에 걸쳐 애주하면서 간장에게 휴식을 주지 못하면 서서히 악화되게 된다. 바이러스성 간염과 달리 알코올성(性)은 금주하면 완치된다. 다만 2~3일 정도의 금주만으로는 불가능하다.

● 중독성도 있다

세번째로 중독성 간염인데, 이것은 음식물에 있는 독소에 의해 발생된다. 대표적인 실례가 복어나 버섯류 등이다. 이밖에도 약품을 취급하는 직업에 종사하는 사람이 본인도 모르게 약의 독성이 몸에 침투되어 중독되는 경우가 있다. 증상은 바이러스성 간염과 거의 비슷한데 중증인 때는 뇌기능까지 영향을 주어 의식을 잃게 되는 경우도 있다.

● 비교적 많은 간경변

외국인에 비해 우리나라 사람에게 간경변이 많은 것은 생활습관이나 식생활과 관계가 많은 것으로 알려져 있다. 쉽게 말해서 간경변이란 간장 기능이 저하되어 돌처럼 굳어지는 현상이다.

무엇때문인가? 흔히 과음이 원인으로 알려져 있으나 알코올에 의한 것은 전체의 20% 정도이고 나머지는 바이러스성 간염에 의한 것이다.

우리나라 사람들은 축제나 집회 또는 어떤 문제를 해결했을 경우, 음주하는 습관이 있기 때문에 술마실 기회가 많은 것이 사실이다. 일반적인 증상은 우선 먼저 피곤감을 느끼게 되고 식욕이 떨어진다. 그 다음에 토기나 고장(鼓腸) 등이 나타나 악화됨에 따라 성욕도 저하된다. 유방이나 고환도 작아지고 임포텐츠가 되어 마지막에는 간기능이 정지되어 버린다.

대부분은 간장암과의 합병증이 나타날 때가 많고, 식도정맥류(食道靜脈瘤)의 파열이 나타난다. 이에 대한 예방으로서는 알코올과 인연을 완전히 끊는 것 이외에 식생활 습관을 평소부터 개선시켜야 된다. 지방질이나 콜레스테롤이 많은 음식은 간장에 부담을 주게 된다. 그러므로 육식이 지나쳤다고 생각되면 즉시 거기에 알맞게 녹황색 야채를 섭취하거나 비타민이 풍부한 과일 등으로 균형을 취하는 것이 매우 중요하다. 더구나 비대한 사람은 칼로리를 계산하여 지나치게 지방질을 섭취하지 않도록 주의하기 바란다.

두가지 간장암

① 원발성(原發性) 간장암
② 전이성(轉移性) 간장암

암은 어느 부위에서 발생해도 무서운데, 우리나라 사람은 간경변과 함께 비교적 간장암이 많은 것으로 알려져 있다. 서구

제4장 위장병의 치료와 식사편 215

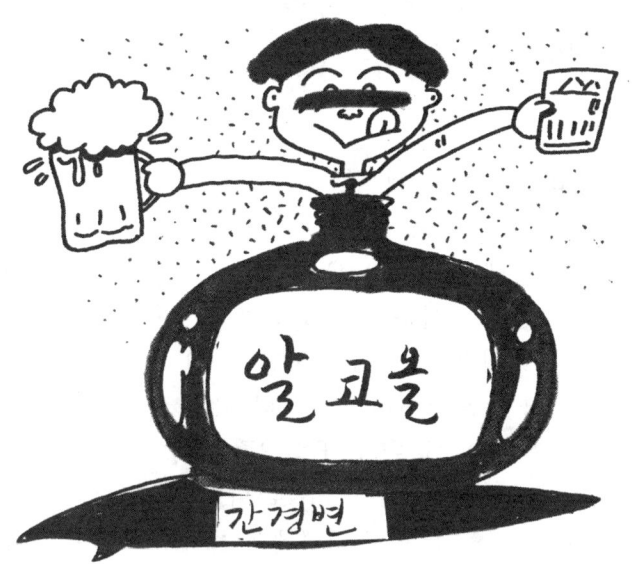

인에 비하면 약 8배가 되는 것으로 알려져 있다.
 ①의 원발성이란 담관(胆管)세포, 간세포에서 암이 발생되는 것인데, 그 근거지는 바로 간장이므로 간경변에서 악화되는 경우가 많은 것이다.
 이와는 달리 ②의 전이성은 다른 부위에 생긴 암이 간장으로 전이(轉移)된 것이다. 어떤 이유에서건 남성의 발병율이 여성보다 3배 정도 많다는 것도 특징이다. 연령적으로 볼 때, 40대 이상부터 노인에게 많은것은 무엇보다도 간장의 혹사에 따른 피로감과 관계되는지도 모른다.
 증상인 배 위에서 부터 갈빗대 끝부위까지의 둔통(鈍痛)과 설사나 토기, 압박감 등 다른 질병과 비슷하다. 얼마 후에는 급격하게 체중이 감소되면서 황달도 나타난다.

간경변이 병발된 암인 경우는 수술도 매우 어려울뿐만 아니라 생존율도 매우 낮다. 손끝으로 배를 눌러 촉진했을 때, 간장 표면이 암일 경우는 응어리가 느껴지는 것을 알 수 있다.

간암에 C형 바이러스설(說)

원발성 간장암 중에서 이제까지는 술의 과음이 원인으로 알려진 알코올성 간암이 사실은 C형 간염 바이러스가 주범일 것이라는 주장이 제기되고 있다. 요약하면, 술의 과음이 간암의 원인이 아니고 C형 간염 바이러스가 아니냐는 것이다.

간염 바이러스에는 A, B, 비A비B의 3종류 이외에 최근에는 새로운 바이러스로서 C형도 있는 것으로 밝혀졌는데 그 C형이 간암의 진범이라는 것이다. 이미 미국에서는 이 C형 간염 바이러스의 검사약이 개발되어 있고 이것으로 알코올성 간암 환자 80여명을 검사한 결과, 그중 45%인 36명이 C형 간염 바이러스 감염자로 확인되었다.

즉, 간암 환자 중 검사에서 간염 바이러스가 발견되지 못한 사람들을, 그때까지 과음했던 그룹과 적당히 마셨던 그룹, 별로 마시지 않았던 그룹의 3가지로 나눈 다음 이 C형 간염의 감염 여부를 조사한 것이다.

그때까지, 알코올이 암의 원인이라는 통설대로라면 맨처음 그룹, 대량으로 알콜을 섭취하고 있었던 그룹이 가장 간염 바이러스와 관계없이 발병되어 있어야 했다. 그러나 검사 결과는 어느 그룹이나 각각 약 70%정도가 감염되고 있었기 때문에 알코올의 다소는 간암의 발생과 별로 관계가 없는것이 아닌가, 그리고 이와는 반대로, 이 C형 간염 이러스가 평균적으로 관여하고 있다는 점에서 무엇보다 관련성이 깊다는 결론이 나오게 된 것이다.

아직도 알 수 없는 간암의 원인

그러나 이것만으로 C형 간염 바이러스가 진범이라고 단정할 수도 없는 것이다. 이와같은 데이터는 바이러스에 대한 항체(抗體)만을 본 것일뿐 바이러스를 직접 검출한 것은 아니기 때문이다. 그래도 이같은 사실에서, C형 간염 바이러스로 간암 발생을 설명할 수 있었던 것은 사실이고, 멀지 않아 연구가 더욱 개발되면 그 원인이 틀림없이 확인될 것이다.

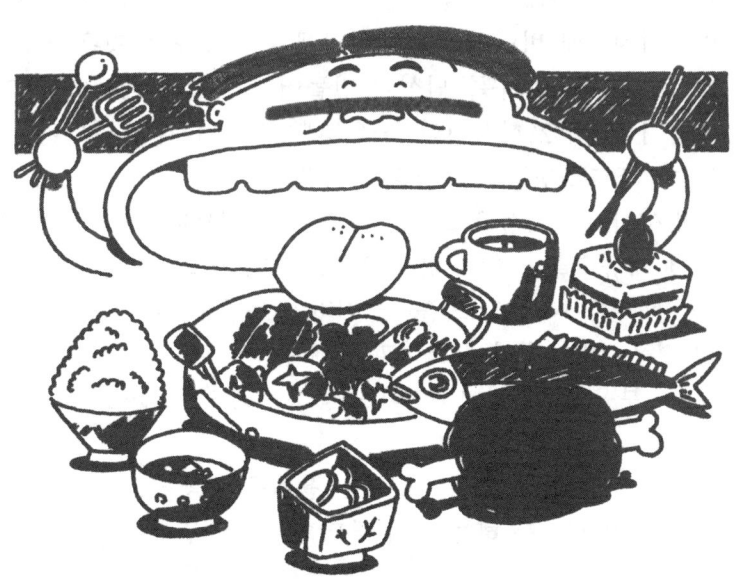

4. 담낭에서 생기는 질병과 원인

담석(膽石)은 비만병인가?

　돌연 심하게 배가 아파 몸을 땅바닥에서 뒹굴었다는 이야기를 들은바가 있을 것이다. 담석은 아무 증상없이도 돌연 일어날 수 있다. 통증때문에 실신하거나 온 몸이 경련을 일으키는 사람도 있을 정도니까 얼마나 심한가를 상상할 수 있을 것이다.
　담석이란 콜레스테롤이 담낭이나 담도안에서 돌처럼 굳어져 만들어지는데 비만인이나 대식가에게 흔하다. 이것은 혈중 콜레스테롤이 높을수록 담석이 만들어지기 쉽기 때문인 것으로 알려져 있다. 포화상태인 콜레스테롤이 담즙과 혼합되어 돌이 되는 것인데, 한편으로 빌리루빈 칼슘이 담석이 될때도 있다.
　검사한 후, 약품으로 녹이는 방법도 있으나, 돌이 지나치게 크면 개복수술을 할 수밖에 없다. 다만, 가늘어진 결석이 수분과 함께 십이지장으로 흘러들어가면 통증이 없어진다. 대부분의 경우, 어느 순간에 소변과 함께 몸밖으로 나올 때가 많으므로, 수분을 많이 섭취하거나 운동하는 것도 도움이 되는 것으로 알려지고 있다.
　근본적으로는 지방분이 적은 음식을 섭취하고 습관적으로 변통이 잘 되도록 하는 것이 필요하다.

담도염과 담낭염

　담석에 의해서 유발되는 경우가 많은 질병이다. 이것은 담석이 담도의 통로를 막히게 한 결과, 담즙이 담도로 흘러가지 못하고 담낭으로 스며들어 염증을 일으키기 때문이다. 다만, 담석도 없는데 어떤 원인으로 파이프의 통행이 악화되면 담즙의 역류(逆流) 현상으로 만성이 될 경우도 있다. 이들 원인은 대부분 대장균에 의한 것인데, 기타의 세균과도 관련된다.
　증상은 상복부가 아프게 되면서 어떤 경우는 토기와 오심(惡心), 발열, 황달 등이 나타나는 것이다. 방치하면 복막염이나 담낭에 구멍이 뚫어지는 합병증이 유발된다. 대부분은 약품으로 고여있는 고름을 몸밖으로 내보내는 요법이 활용되는데, 의사의 지시에 따라 올바르게 처치되어야 한다.

담관암과 담낭암

　이들 암도 담석과 관계가 있는 것으로 알려져 있다. 담석으로 고통받는 사람의 10% 정도가 암이기 때문이다. 그러나 이 암은 위장이나 장의 여러가지 암에 비하면 극히 적은 편이다. 그리고 중년 이상의 여성에게서 많은 것도 한가지 특징일 것이다.
　발병되면 황달이 나타난다. 통증은 거의 없고 황달이 점차 심해지면서 체중이 감소되는 것을 느끼게 된다. 검사로 다른 부위에 전이되어 있는지 여부에 따라 치료법이 달라진다. 전이된 사실이 없으면, 즉시 담낭을 수술로 잘라버리는 것이 현명하다.

현재는 초음파에 의한 무통(無痛) 검사로 즉시, 암의 유무를 알 수 있으므로 정기적인 검사와 조기발견이 최선의 방법일 것이다.

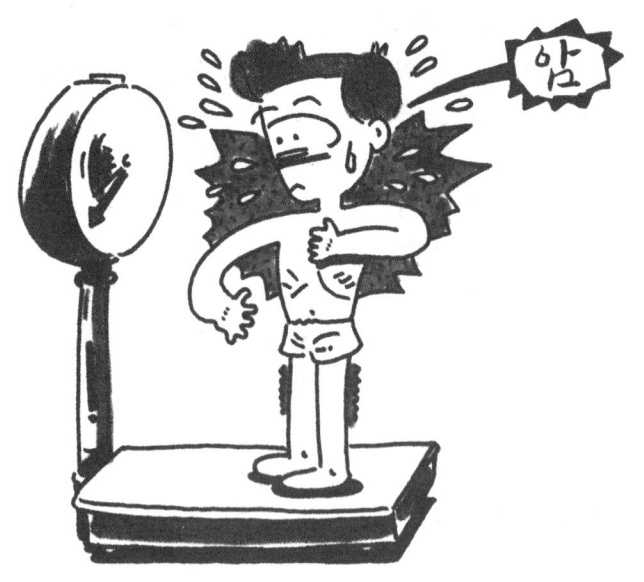

5. 췌장에서 생기는 질병과 원인

췌장염(膵臟炎)

췌장염도 급성과 만성으로 나눠진다. 췌장염에 걸리면 배에서 우선 심한 통증이 온다. 상복부에서 왼쪽 옆구리와 등뒤로 퍼지기 때문에 진통제가 아니면 도저히 참을 수 없을 정도로 아프다. 환자는 쇽크 증상을 일으키고 발열과 구토도 일으킨다.

원인은 알코올

급성 췌장염의 대부분은 과음에 의한 것으로 알려지고 있다. 발작은 식사후에 나타난다. 이밖에 담도염 등이 유발원인일 때도 있고 바이러스 감염에 의해서도 나타난다.

담도 질환이 무엇때문에 췌장에 영향을 끼치는가 하면 담도의 폐쇄(閉鎖)로 담즙이나 위액이 역류되어 췌장을 아프게 하기 때문이다. 그러므로 담석이 생기면 이 췌장염에도 주의가 필요하다. 그리고 발작후에는 절대 안정이 필요하고 음식물은 일체 중지해야 된다. 만성 췌장염은 급성 췌장염 환자중에서 40% 정도가 해당되는데, 결국 췌장염은 비교적 예후가 나쁜 질병인 셈이다.

급성일 때는 지방질의 과잉 섭취를 피하고 고단백질과 고칼로리 식품을 섭취한다. 그리고 무조건 폭음 폭식이 가장 나쁘다는 것은 잊지말기 바란다. 만성에서는 췌액의 분비가 악화되기 때문에 지방이 소화되지 못해 설사가 계속된다. 그래서 체중도 감소되고 식욕도 없게 된다.

특히 췌장에서 만들어지는 인슐린이라고 하는 물질이 이상해지기 때문에 혈중에 있는 당의 컨트롤이 불가능하여 당뇨병이 병발될 때가 많은 것이다. 만성 췌장염으로 진단되면 식사 요법에 신경을 써야 된다.

탄수화물이나 양질의 단백질을 중심으로 영양부족이 되지 않도록 노력하면서 섭생에 노력해야 된다.

누구나 일차적으로 만성이 되면 그 다음부터는 식사와의 '투쟁'이라고 할 수 있다. 지방질이 함유된 음식은 하루에 30g 이하로 억제하고 가급적 섭취하지 않도록 노력하며, 합병증으로서 당뇨병이 병발되지 않도록 하면서 적절한 운동요법을 첨가해야 된다. 알코올은 절대 피해야 된다. 생명을 단축하기 때문이다.

식이요법으로 췌장의 악화를 방지할 수 없는 사람은 인슐린 투여에 의해 컨트롤 할 수 밖에 없는데, 정기적으로 장기간 계속해야 된다. 중단하면 즉시 악화되기 때문이다. 철저하게 질병과의 조화를 이루어 나갈 수 밖에 없는 것이다.

췌장암(膵臟癌)

췌장암의 원인은 아직도 해명되지 않고 있는데 우리나라에서는 해마다 증가하는 경향을 나타내고 있다. 특히 당뇨병과의 관계가 문제되고 있다. 그 이유는 당뇨병인 사람중에서 발병되는 경우가 매우 많기 때문이다. 그리고, 만성 췌장염이나 간장암, 담낭암 등이 전이된 경우를 생각할 수 있다.

 식생활이나 생활습관에서는 심한 흡연자나 폭음가, 육식을 좋아하는 사람에게서 발병된다. 폐암과 담배와의 상관성은 세계적으로 잘 알려져 있는데, 이 폐암의 증가와 췌장암의 증가가 유사하다는 점에서 그 관련성도 의심하게 되는 것이다.

 초기 증상은 상복부의 통증이나 압박감인데, 이유없이 체중이 감소되기 시작하거나 식욕이 돌연히 없어지는 것을 이상스럽게 느끼지 못하는, 또는 이것을 자각하지 못하는 사람들이 있다.

 복통은 잘 치유되지 못하고 토기 이외에 설사, 황달이 나타나며 등허리가 아프기 시작한다. 이때쯤 되면 배에 물이 차고 부풀어 오르기 시작하기 때문에 짐작할 수 있다.

 췌장암의 특징은 반듯하게 누웠을 때 통증이 심하고, 몸을 옆으로 뉘었을 때 약간 부드러워지는 것이다. 몸을 앞으로 구부린 자세만으로도 좀 편해진다. 이런 상태에서는 수술하는 방법밖에 없는데, 췌장을 완전히 제거하지 않으면 안된다. 다만, 췌장에서 분비되고 있는 췌액을 검사했을 때 이미 전이가 시작된 사실이 밝혀지면 수술이 불가능해지므로 다른 암과 마찬가지로 조기 발견이 중요한 것이다. 결국, 조기발견하려면 췌장염이었던 사람이나 담석, 당뇨병 등 경험자들 스스로가 정기적으로 검사하는 것이 무엇보다 중요하다.

제3부
궤양의 예방과 기초 지식

궤양이 생기는 이유

위궤양이나 십이지장 궤양으로 고생하는 사람은 의외로 많다. '배가 쑥쑥 쑤시고 아파 의사에게 갔더니 궤양이라고 했다'는 이야기는 매우 흔하다.

그러나 궤양인 사람의 대부분은 입원이나 수술을 하지 않아도, 사람에 따라서는 약을 먹지 않아도 자기도 모르게 완치되는 경우가 많은 것이다.

결국 궤양이라고 해도 지나치게 두려워 할 필요는 없는 것이다. 다만 한번 궤양에 걸리면, 평생동안 따라다닌다는 말이 있듯이 10명 중 약 6명은 재발되는 경우가 많으므로 예후에 대하여 주의해야 된다.

궤양은 완치되었다고 생각되어도 '도와준 은혜를 잊어서는 안된다'는 말처럼 재발에 대해 신경써야 된다. 그러나 합병증이 없는 한 90%는 수술없이 완치되는 현상이므로 오히려 지나치게 고민할 필요는 없다. 최근에는 약제만으로 완치되는 비율도 상승되고 있다.

그러면 어떤 사람이 쉽게 완치되고, 어떤 사람은 완치가 어려운가? 또 재발을 방지하는 방법은 무엇인가? 이것을 문답의 형식으로 알아보자.

문 : 궤양은 어떻게 생기는 것입니까?

● 정확하게 말하면, 그 메커니즘은 아직 확실하지 않다. 그

러나 원숭이나 쥐를 통한 실험에서 볼때, 체내에는 '공격인자 (攻擊因子)'와 '방어인자(防御因子)'가 있고 그 균형이 깨지기 때문에 궤양이 생기는 것이 아닌가 하는 것이 의학계의 정설인 것이다.

여기에서 공격인자란 세균이 우리 몸에 침범했을 때, 혈액의 림프구가 공격을 개시하여 세균을 격퇴시키는 인자를 말하는 것이다. 그러므로 공격인자 그 자체는 우리 몸에 필요한 것인데, 한편으로 우리에게는 몸을 지키고 있는 방어인자(防御因子)라는 것이 있고, 건강상태란 이 2가지가 균형을 유지하고 있는 것이므로, 약간 건강하지 못하거나 방어인자가 허약해진 건강하지 못한 생활에서는 공격인자가 강해지는 경우가 있다.

이때 이 공격인자가 '악역(惡役)'을 맡게 되는 것이다. 그러면 균형을 파괴하는 불건전한 생활이란 무엇인가 하면, 예컨대 상급자로 부터는 꾸지람을 듣고 부하로부터 냉대를 받는 중간 관리자나, 낮에는 자고 밤에 아르바이트 하는 등, 스트레스가 축적되기 쉬운 사람들의 생활이다.

실제적으로, 스트레스가 어느 정도 몸에 영향을 끼치는가를 생쥐의 실험을 통해 알 수 있었다. 생쥐를 밖에서 투명하게 보이는 상당히 큰(안에서 움직일 수 있는 정도의) 프라스틱 상자 속에 넣은 다음, 적당하게 몇개 구멍을 만들어 둔다.

구멍의 크기는 고양이 손이 들어갈 수 있을 정도가 좋다. 그리고, 고양이를 데리고 와서 그 주위에 풀어 준다. 고양이는 쥐를 어떻게든 잡으려고 구멍에 손을 넣고 상자를 손톱으로 긁어 댄다.

이때 쥐는 어떤 상태가 되는가? 천적인 고양이가 눈 앞에 나타나 공격하기 때문에 필사적으로 도망다니게 됨으로 스트레스가 축적된다. 이 상태가 몇시간 지나면 쥐의 위장에는 궤양

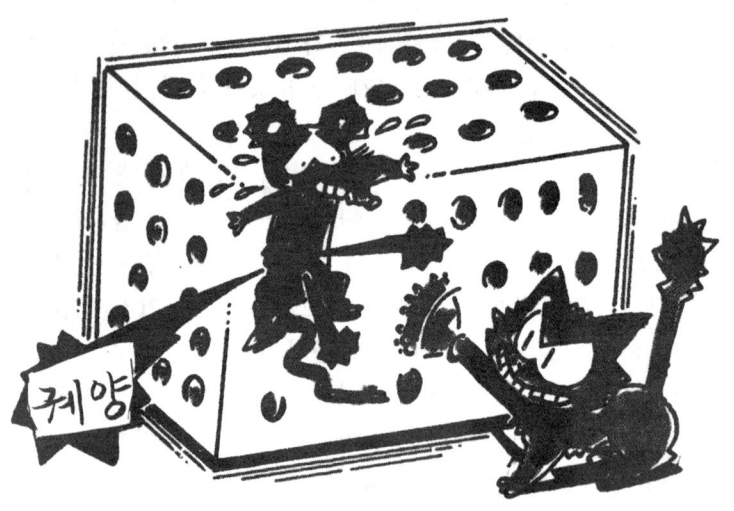

증상이 뚜렷하게 나타나기 시작한다.

여기에서 알 수 있는 바와 같이 불안이나 공포 등 강한 스트레스가 장기간 계속되면 몸안에 있는 인자(因子)의 균형이 깨지게 된다. 인간도 마찬가지로 정신적 고통이야말로 궤양의 최대의 적이라고 생각할 수 있는 것이다.

문 : 위궤양과 십이지장궤양은 어떻게 다른가?

• 두가지 모두 소화성 궤양이란 점은 공통적이다. 어디가 어떻게 다른가 하는 것은 궤양이 되는 프로세스가 반대라는 점이다. 앞에서도 설명한 바와 같이, 산(酸)이나 효소와 같은 소위 '공격인자'란 것이 십이지장에서는 '방어인자'보다 증가되면 궤양이 되는데, 위장에서는 '방어인자'가 허약해지거나 감소되는 결과 '공격인자'에게 패배 당해 궤양이 되는 것으로 알려져 있

다.

 그러므로, 치료법이 십이지장과 위장과는 같은 궤양이라도 당연히 다르기 마련이다. 십이지장 궤양은 30대에 많고, 위궤양은 40~50대에 많이 발병된다. 물론, 평균적인 데이터이므로 직업이나 생활에 따라 예외는 얼마든지 있을 수 있는 것이다. 그러면 무엇때문에 연령적인 차이가 나오는가? 무엇보다도 젊은이는 십이지장도 활발하기 때문에 산(酸)이나 펩신같은 분비물이 많고, 젊었을 때는 식욕도 왕성해 많은 음식물이 그곳을 통과하게 된다. 그래서 그만큼 발병율도 많아지는 것이다.

 다시 말하면, 위장이란 것은 나이가 들수록 산(酸)의 분비도 감소되는 것으로 알려져 있다. 그러나 동시에 위점막을 방어하는 힘도 쇠약해짐으로 고령자에게 위궤양이 증가되는 것이다.

문 : 스트레스에 대해 설명해 주세요

 ● 스트레스란 인간이 살아가는 동안 정신적, 육체적으로 받는 여러가지 힘을 의미한다. 즉, 쉽게 말해서 인간은 여름의 더위나 겨울의 추위에 대하여도 허약하기 마련인데, 너무 더우면 체력 소모 때문에 때에 따라 자외선이 피부를 태우고, 겨울에 등산하면 추위로 감각이 마비되어 동사하게 될지도 모른다. 이같은 기후 조건도 일종의 스트레스인 것이다.

 그리고, 실연했다거나 치과의사에게 가는 것이 싫다거나 상사에게 꾸지람을 당하고 돈이 없어 고통받는 것 등, 모든 사람들은 살아가는 동안에 주위 환경으로 부터 스트레스를 받지 않을 수 없게 되어 있다.

 더구나 현대사회는 스트레스 사회라고 일컬어질 만큼 과학적 발전이 인간을 피곤하게 만드는 소음이나 공해를 대량 생산하고 있다. 그러나 이렇게 말하면 스트레스가 나쁜 것만으로 생각할지 모르나 항상 그런것은 아니다.

더위나 춥다는 것뿐만 아니라 실연이나 전쟁 같은 것이 있기 때문에 인간은 발전되고 여러가지를 개발하며, 다양한 사고방식에 따라 행동하게 되는 것이다. 그런데 만일 '천국(天國)'같은 곳에서 항상 생활하면 얼마후 싫증나서 자살하고 말 것이다.

자살은 극단적 표현일 것이고, '자극'이 없는 생활은 인간을 타락시켜 태만하게 만드는 것만은 틀림없을 것이다. 결국, 스트레스란 어느 의미에서 필요한 것이고, 잘 조화를 이루면 오히려 활력소가 되거나 삶의 원천도 될 수 있는 것이다.

그러니까, 스트레스에는 긍정적인 면과 부정적인 면이 있다고 볼 수 있다. 스트레스를 만드는 근원적인 것을 '스트렛서'라고 부른다. 예를들어 친구와 애인때문에 싸웠다고 하자. 이 경우 친구가 '스트렛서'이고 싸움이 스트레스인 것이다.

이같은 스트레스 이론을 처음 제창한 사람이 한스 셀리에(Hans Selye)인데, 그는 심지어 '스트레스는 인생의 스파이스(Spice : 향료)다'라고 까지 말했다. 상당히 의미있는 해석이라고 볼 수 있지 않을까? 향료란 없는것 보다는 있는 것이 좋고, 전혀 없으면 싱겁고 지나치게 많으면 불쾌해지기 때문이다.

현대인에게 있어서 스트레스는 무시할 수 없는 존재라고 할 것이다. 특히 싫어도 항상 당신을 '자극'시키고 있기 때문이다.

문 : 감기약을 먹었다가 궤양에 걸렸다는 사람이 있다는데…

● 발열을 동반하는 감기에 대비하기 위해 일반적으로 가정

에서는 아스피린을 상비약으로 비치하는 경우가 많다. 아스피린이 해열제로서는 속효성이 많아 매우 강력하다고 말할 수 있다.

예를들어 열이 있는 사람은 식욕이 없기 때문에 위장이 비어 있는 상태에서 아스피린을 먹게 될 경우가 많은 것이다. 이것이 문제인 것이다.

강력한 약제는 위점막을 황폐화시키므로 마시는 방법을 연구하지 않으면 위험한 것이다. 사실상 아스피린 뿐만 아니라 감기약도 공복시에 먹으면 위장을 아프게 하는 경우가 많다.

그러므로, 통증을 중단시키는 강한 약제를 마실 경우, 약간 무리가 되어도 무엇이나 먹은 다음에 복용하기 바란다. 위산이란 필요 이상으로 분비되지 않게끔 되어 있는 것이다. 그런데, 공복일때 마시면 위장은 음식물이 들어온 줄 알고 그때와 똑같이 위산을 분비하게 되는 것이다.

이때 당연히 산(酸)이 많아지는데, 약의 영향과 위산때문에 점막이 상처받게 되는 것이다. 그러므로, 약을 복용할 때는 반드시 식후 30분 쯤에 하는 것이 좋을 것이다.

문 : 궤양에는 완치되기 쉬운 것과 어려운 것이 있다고 들었는데, 사실입니까?

● 한마디로 말해서, 궤양이란 올바르게 처방만 잘하면 상황에 따라 다르지만 1개월에서 길어도 3개월 정도 요양하면 완치되는 병이므로 너무 두려워 할 필요는 없는 것이다. 즉, 완치가 쉬운 질병이다. 다만, 그 중에는 재발되거나 천공이 아물지 않는 것이 분명히 있는 것이다. 전문적인 이야기가 되겠는데, 다음과 같은 궤양에 주목하기 바란다.

① 변지성(胼胝性) 궤양 —— 손끝이나 발에 피부가 굳어져 못이 박히는 경우가 있는데, 이렇게 상처가 깊고 뿌리가 박힌것처럼 주위의 살이 튀어올라 굳어진 궤양을 말한다.

② 선상(線狀) 궤양 —— 보통 궤양은 둥글게 생기는 것인데, 길다랗게 생기는 것을 선상(線狀)이라고 하고 이것이 생기면 위장이 변형(變形)되거나 주머니 모양(둥근 것)이 되어 완치가 힘들게 된다.

③ 천통성(穿通性) 궤양 —— 이것도 궤양이 심해져 위벽이 파괴된 것이다. 그리고 구멍이 뚫어지면 위장 안의 음식물이 위 밖으로 흘러나오기 때문에 복막염을 일으킨다. 이 천통성 궤양은 구멍이 생겨도 즉시 막혀 그런 상태가 안되는 것을 말한다.

이상과 같은 것이 완치하기 어려운 3가지 궤양인데 위궤양 중에서도 '악질적인 근성(根性)'인 셈이다. 치료에 있어서는 무엇보다도 수술이 가장 빠르고 완치를 기대할 수 있는데, 최근에는 수술하지 않아도 완치 가능한 방법이 개발되었다.

문 : 어떤 사람이 궤양에 걸리기 쉬운가?

• 무엇보다도 시간에 쫓기는 매우 바쁜 사람들이 이에 해당될 것이다. 특히 매스컴과 관련된 직업인이 많은 것으로 알려져 있다. 다음과 같은 실화가 있다. 모 TV방송국에 40대의 인기있는 A 리포터가 있었다. 그는 철저한 행동파로 유명했는데, 아무리 위험하고 힘든 취재에 있어서도 스스로가 적극 추진하는 스타일이 주목받고 있었다.

아무리 큰 비가 와도 사건이 터지면 현장에 뛰어갔고 폭설이 내려도 산속에 달려가는 적극성의 소유자였다. 이 A씨가 돌연 식욕이 없어진 것은 가을이 시작되는 어느날이었다. 그는 처음에 '나도 늦게 여름을 타는 것이 아닌가?'라고 생각했다고 한다. 그후 별것이 아니리라 생각하고 병원을 찾았다고 한다.

그는 대학때 축구 선수였으므로 체력에는 상당히 자신감을 갖고 있었다. 자기 신념에 투철하고 자기 주장이 지나치게 강하면 자기를 제대로 보지 못하는 경우가 있게 된다. A씨도 이제까지 병으로 드러누어본 일이 없기 때문에 건강에 대하여는 누구보다 자신감이 강했다. 그런데, 병원에서의 검사 결과는 충격적이었다. 담당의사는 다음과 같이 말했다.

"A씨! 당신의 몸은 엉망진창입니다. 이 상태로 근무를 계속하면 1년 이상 유지하기 어려울 것이요"

즉, 겉모습과는 달리 내장은 중첩된 스트레스 때문에 폭발 직전이었던 셈이다. 그는 X선 필름을 본 다음 비로소 납득했고 자기의 자신감이 얼마나 비참한 것인가를 느끼게 되었다.

위장은 중기(中期)까지 진행된 궤양이었다. 이미 6개월 전부터 가끔 위통이 있었으나 별것이 아니리라 생각하고 무시했었다고 한다. 간장과 담낭에서도 염증의 초기증상이 확인되었다. A씨는 그동안 대인관계 때문에 술을 마실 기회가 비교적 많았다고 한다.

이런 상태였으므로, 그는 반년 정도 직장을 쉬고 입원하지 않을 수 없었다. TV방송국뿐이 아니고 출판사나 신문사 등 메스컴에서 활동하는 사람들은 시대적으로 가장 앞서가는 생활 패턴을 갖게 되기 때문에 평소에 주의하지 않으면 A씨와 같은 경우가 나타난다. 사실상 메스컴 사회에서 갑자기 급사하는 경우가 많다는 데이터가 의학계에 보고되고 있다.

문 : 어떤 사람이 궤양에는 안심할 수 있는가?

● 이 문제는 쉽게 한마디로 설명하기 어렵다. 궤양에는 극복할 수 있는 특별한 건강체가 없기 때문이다. 그러나 궤양의 주요 원인이 스트레스와 관련이 많다는 것은 알려지고 있으므로 비교적 스트레스가 없는 생활을 하는 사람이 궤양에 걸리지 않는다고 할 수 있을 것이다.

예를들면, 대도시에 살고있는 봉급생활자가 시골에서 농사나 어업에 종사하는 사람에 비해서는 발병될 확률이 높은 것으로 추정할 수 있다. 대도시라고 해도 집옆에 큰 도로가 있어 자동차의 소음공해가 많은 곳과 교외의 주거환경이 좋은 곳과는 상당한 차이가 많다.

우리 인간의 몸이란 어느 정도까지는 스트레스에 순응하여 참을 수 있는 것이다. 그러나 그 한도를 한번 넘으면 추락하게 되는 것이다. 불면증이라든가 식욕이 없어졌다, 마음이 항상 조급한 것과 같은 상태는 황색(黃色)신호인 것이다. 그러니까, 이같은 스트레스를 가급적 받지 않도록 노력하는 것이 가장 현명한 것이다.

어떤 슬픈 일이 있거나 귀찮은 일이 있더라도 여기에 너무 집착하지 말고 기분 전환을 위해 운동같은 것에 취미를 갖는 것도 바람직한 것이다. 이밖에 조깅이나 사이클링, 에어로빅 같은 것도 스트레스 발산에 매우 효과적인 것으로 알려져 있다.

그리고 또 한가지 중요한 것은 생활의 리듬이다. 인간이란 낮에 활동하고 밤에 자는 것이 정상인데, 밤에 일하는 직업을 가진 사람도 있다. 도시인 중에는 이같은 야간 근무자들이 점차 증가되고 있는데 이같은 근무 습관은 생체의 메커니즘에 역행되는 것이므로 몸에 좋을 것이 없다. 당연히 이것은 스트레스를 축적시키는 결과를 만들게 된다.

생체의 바이오 리듬이 비정상적으로 미쳐버리면 불면증이

되거나 식욕이 떨어지게 되고 이것이 만성적으로 습관화 되면 심각하게 건강을 해치게 된다. 그러므로 생활리듬을 올바르게 유지한다는 것은 몸에게 절대적으로 필요한 요소인 것이다. 그러므로 일찍 자고 일찍 일어나는 농촌 사람들에게는 스트레스가 쌓일 틈이 없다. 이점에서 이같은 습관은 장수 비결이라고도 말할 수 있을 것이다.

문 : 우리나라 사람에게 위궤양이 많은 이유는?

● 그 이유는 아직 확인되지 못하고 있다. 다만, 서구인에 비해 동양계 사람들은 위장이 낚시바늘처럼 J형이 많다는 것도 한가지 원인으로 지적되고 있다. 이같은 위장 형태는 음식을 먹은 뒤, 즉시 소화되지 않고 위안에 쳐져 있어 불쾌한 느낌을 갖게 되고, 서구인의 쇠뿔과 같은 형태는 음식물의 통과가 빨라 위축감(萎縮感)이 적은 것이다. 이 차이가 상당히 작용되는 것으로 알려지고 있다.

WHO(세계보건기구)의 최근 통계에 의하면 소화성 궤양의 사망률에 있어 우리나라는 세계에서 10위권에 드는데, 위궤양은 십이지장 궤양보다 2~3배 많은 것으로 알려져 있다. 이밖에도 다른 데이터에 의하면 위궤양만의 경우, 대만과 필리핀에 이어 세계에서 3위로 알려지고 있다. 물론, 이것은 해마다 약간씩은 변화되는 것이므로 정확하다고 단정할 수는 없으나 현상의 파악이란 점에서 참고가 될 것임에 틀림없다.

문 : 약은 꼭 복용해야만 되는가?

● 약을 복용하지 않고 완치하는 방법은 없다. 원래 궤양증이

란 완치되기 쉬운 것이므로 악성이 아닌 한 수술하지 않는 것이 좋고, 가벼운 궤양이면 식사요법과 생활환경의 변화를 통해 자연치유되는 경우가 많은 것이다.

다음과 같은 실례가 있다. 결혼 후, 1년밖에 안된 신혼 부부가 있었다. 신부는 원래 시부모를 모시지 않고 단둘만의 신혼 생활을 계획했었으나 여러가지 사정으로 같이 살게 되었다. 그런데, 신부가 결혼 4~5개월 후 부터 배가 아프다고 했다. 원래 체격이 메마른 편이어서 시어머니는 별로 탐탁하게 생각하지 않았기 때문에 배가 아프다고 하니까 아들에게 '그러니까 건강한 여성과 교제하라고 말하지 않았는가?'라고 불평했다.

처음에는 일종의 노이로제같은 것으로 생각하고 소화제인 위장약을 복용했는데, 2~3개월 지나도 호전되지 않아 시어머니가 없을때 병원에 가서 진찰한 결과 위궤양이었다.

의사도 '신혼 후의 정신적인 고민때문에 스트레스가 축적된 것으로 짐작되므로 시어머니와 사이좋게 흉허물 없이 지내도록 하라'고 충고를 했다. 그래서 노력했으나 신부는 시어머니와 사이좋게 지내기가 무척 힘들었다. 이때, 얼마후 희소식이 날라들어 왔다. 남편이 퇴근하자 마자, '전근가게 됐다. A시에서 2년간 정도만 근무하면 된다. 신혼이니까 나 혼자 갈수는 없지! 홀가분하게 같이 가자!'라고 말했다.

신부로서는 시부모와 별거할 수 있는 기회였으므로 마음속으로 쾌재를 불렀다. 그런데, 다음날 부터 위통은 완전히 거짓말처럼 사라졌다. 결국 의사가 말한 스트레스가 원인이었다. 결국, 어떤 약제보다도 좋은 약을 남편이 가져다 준 셈이 되었다.

약을 복용하면 빨리 완치되지만, 복용하지 않아도 낫는 '양약(良藥)'이야말로 최고인 것이다. 약제에만 의존하지 않아도 되는 것이다.

문 : 궤양이 생기면 회사를 구만둬야 완치됩니까?

• 의사가 자택요양을 권장하거나 입원하라고 하면 그것을 받아들이는 것이 현명할 것이다. 그러나 아무리 생각해도 회사를 쉴 수 없는 중요한 자리에 있는 분에게는 간단한 일이 아닐 것이다.

개개인의 사정은 여러가지가 있는 것이다. 이 경우라면 통원하면서 치료받는 것이 현명할 것이다. 전술한 바와 같이 대부분의 궤양은 스트레스가 원인이다. 따라서 아무리 약제를 많이 복용해도 회사에서 스트레스를 많이 받게 되면 별다른 효과를 기대할 수가 없게 된다. 이같은 상황에서는 완치될 수 있는 것도 어렵게 된다. 그래서 궤양은 자택요양이나 입원하여 안정을 취하는 것이 바람직한 것이다.

만일, 여건상 쉴수가 없는 경우에는 이같은 스트레스를 남겨두지 않는 정신적 태도를 가져야 된다. 통근하는 지하철을 기다리는 동안에도 안절부절하는 사람이 있는가 하면, 시간이 되면 온다고 여유있게 생각하는 사람이 있다. 이와같은 사고방식의 변화는 체질적으로 습관이 되어야만 가능해지는 것이다.

문 : 위를 잘라내면 술에 약해지는지요?

• 그것은 일시적이다. 물론, 사람에게는 선천적으로 알코올에 강한 체질과 허약한 체질이 있고 개인차가 심하다. 그러나 궤양때문에 위장 절제수술을 받으면 처음에는 누구나 똑같을 것이다. 즉, 알코올을 흡수하는 것은 위장이 아니고 십이지장

이 대부분인데, 위장에서 30% 정도, 십이지장에서 70% 정도 받아들이는 것이다. 위장을 잘라내면 그만큼 십이지장에 빨리 도달되므로 흡수도 빠르고 빨리 취하게 된다.

그러나 취한다는 것은 몸안에서 술이 만드는 아세트알데히드란 것을 분해하는 힘이 강한가, 약한가에 달려 있으므로 선천적으로 그 힘이 약한 사람은 빨리 취하고 강한 사람은 위장을 절제해도 별로 달라지지 않는다. 다만 십이지장에서 흡수될 때까지의 시간이 빠르므로 약해진 것으로 느껴질 뿐인 것이다.

문 : 위장을 전부 절제하는 경우도 있는지요. 이때는 어떻게 되는가요?

● 광범위한 절제는 위장의 아래쪽 2/3를 잘라내는 것인데, 어떤 상황에 따라 전부를 절제하는 경우가 없지 않다. 그것은 식도암 등의 합병증때문에 부득이한 경우이다.

위장을 2/3만 잘라내도 그중 30%정도는 빈혈을 호소하는 경우가 있다. 그 이유는 위산분비가 작아지고, 음식물의 소화력이 감소되기 때문인데, 이 경우는 주로 철분의 부족을 의미하는 것이므로 비타민 B_{12}가 많은 음식을 섭취하는 것이 바람직하다.

위장을 전부 적출(摘出)한 경우에도 마찬가지로 빈혈이 나타나므로 B_{12}를 많이 섭취하는 것이 좋고, 궤양에 의한 출혈이 원인이면 약을 복용하여 치유해야 된다. 어쨌든 빈혈이 계속되면 원인을 올바르게 파악하여 처방하지 않으면 안된다.

문 : 위장 절제후, 배가 고프면 몸이 떨리면서 탈력감(脫力感)이 있다는데?

●아마도 공복시에는 저혈당 증상이 생기기 때문이 아닌가 생각된다. 혈액 속에는 포도당이 함유되어 있는데, 정상치(正常値) 이하가 되면 이같이 몸이 떨리거나 현기증, 탈력감이 생기고 심하면 실신할 때도 있다.

위장을 절제한 뒤에는 위장에서의 소화보다도 장(腸)에서의 소화 흡수가 증가하게 된다.

정상적인 위장에서는 한번 들어간 음식물이 조금씩 장으로 보내지게 되지만, 절제후에는 그것이 즉시 장으로 흘러들어가 흡수됨으로 혈액중의 포도당이 돌연 증가되는 것이다.

그런데, 이번에는 위장이 비어있을 때, 포도당의 균형을 유지하기 위해 인슐린의 작용으로 지나치게 저하시키는 '반동'작용이 나타나는 것이다. 이같은 증상에서는 단백질이 많은 식사를 섭취해야 된다. 가장 좋은 것은 죽같은 것이 아니고 보통 식사를 천천히 잘 씹어서 조금씩 목안으로 넘기는 것이다. 이때는 물을 마시지 않도록해야 한다. 죽이 나쁜 이유는 부드러워서 장으로 즉시 흘러들어가기 때문이다. 시간적으로 어느 정도는 위장에서 소화시키는 것이 좋기 때문이다.

문 : 아이들에게도 궤양 증상이 증가되고 있다는데?

●그것은 사실이다. 대개 14세 이하를 소아라고 하는데, 아이들에게도 확실히 궤양——특히 십이지장 궤양이 증가되고 있다. 그 원인은 간단하다. 현대의 어린이들도 어른들과 같이 생활방식이 비슷하기 때문이다.

과거의 학교생활과 비교해 보면 쉽게 이해할 수 있다. 옛날 선생님들은 학생들에게 놀때 놀고 공부할 때 열심히 공부할 것을 가르쳤다.

오늘날과 같이 성적 일변도로, 진학 위주로 학생들을 들볶지는 않았다. 오늘날의 어린이들은 국민학교 저학년때 부터 학교가 끝나면 몇군데 학원을 거쳐 귀가하는 경우가 많다. 그래서 학력은 옛날에 비해 상당히 높은 수준에 올라 있으나 그 반면에 어린이다운 '순진한 미덕'을 잃어가는 학생들이 증가되고 있다. 모든것이 경쟁위주이기 때문에 친구도 경쟁자일뿐이며 상대방과 싸움에서 반드시 승리하는 것만이 출세의 방법으로 뿌리박혀 있다. 이것은 부모들이 경쟁에서 승리해야 출세한다고 아이들에게 가르치고 있기 때문이다.

이것이 어른들과 마찬가지로 스트레스를 받게 해 어린이 궤양을 증가시키고 있다. 조기발견의 확률이 과거보다는 증가되고 있지만 그만큼 급속도로 아이들 궤양도 증가되고 있는 것이 현실이다. 최근 통계에 의하면, 남자 아이들이 여자 아이들보다 5~10배 많이 발생되고 있다.

문 : 위장을 반이상 절제했는데, 최근에는 식사후 20분쯤 지나면 배가 아픕니다.

● 이것은 위장이 작아졌기 때문에 위장에서 장으로 음식물이 조금씩 흘러가지 못하고 즉시 가기 때문이다. 이것을 덤핑증후군(dumping syndrome)이라고 하는데, 오지 않았던 음식물이 일시에 갑자기 장속으로 뛰어들어오면 당분이 돌연 증가되기 때문에 이것을 묽게 하려고 장내에서 수분이 분비된다. 그래서 돌연 복명(腹鳴)이라고 하는 뱃속에서 꾸륵꾸륵소리가 나는 증상과 설사가 시작된다.

그러므로 당분이 많은 것은 가급적 일시에 섭취하지 않도록 하는 것이 좋다. 특히, 밥이나 메밀국수, 밀국수류, 쥬스 등은 좋지 않다. 만일 먹는다고 해도 조금씩 서서히 섭취하면 괜찮다. 또, 생선이나 육류와 같은 단백질을 같이 섭취하면 덤핑증후군을 억제하는 효과가 있다.

더구나 이 덤핑증후군은 수술한 사람 모두에게 해당되는 것이 아니고 20% 이내만 증상이 나타난다는 통계가 발표되고 있다. 덤핑(dumping)이란 말은 어느 물체를 던지듯이 위장에서 직접 장으로 음식물이 떨어지는 것과 같아서 붙여진 이름이다. 그러나 이것도 서서히 익숙하게 만들면 얼마 후 위나 장도 습관성이 되어 원활하게 된다.

문 : 어떤 경우에 수술하지 않을 수 없게 되는지요?

● 우선 생각할 수 있는 것은 합병증이 있는 경우다. 대량으로 출혈했을 경우는 매우 위험한데, 수혈만으로 무리라고 판단되면 즉시 수술하지 않으면 안된다.

천공이라고 하여 위벽에 구멍이 뚫이고 위장 밖으로 음식물이 흘러나올 경우도 복막염과 합병될 수 있어 위험하다. 또, 유문협착증(幽門狹窄症)이라고 하는 위장의 출구가 막혀 있는 경우도 마찬가지이다. 이것은 음식물이 통과되지 못하기 때문에 문제인 것이다.

그리고 한번 궤양이 완치된 다음에 재발하면서 협착되는 경우가 있다. 그러나 이 경우는 수술하지 않고 약품만으로 대부분 완치된다. 몇번 재발되어 완치가 어려웠던 궤양증 경험자나 위장, 십이지장이 궤양에 의해 변형되어 음식을 먹으면 고통이 생기는 등 생활상 지장이 있으면 수술하는 것이 좋을 것이다.

문 : 위장을 절제했는데, 또 재발하게 될까요?

● 이같은 의문은 누구나 당연히 가질 수 있을 것이다. 1차 완치되어 안심하고 있었는데 재발되면 누구나 당황하기 마련이기 때문이다. 정확하게 말해서 수술이란 위장을 일부 잘라내고 장과 연결시키는 것이다. 이 연결된 부위보다 약간 장이 있는 쪽에서 재발할 때가 많은 것이다.

그러니까 재발하는 것은 장궤양(腸潰瘍) 때문이라고 하는 것이 정확할지 모른다. 그리고 재발하는 것은 십이지장 궤양 수술후에 많은 것이다. 연결된 부위에 생기는 궤양을 전문용어로는 '문합부(吻合部)궤양'이라고 부른다.

문 : 위궤양에서 암으로 진행되는 것이 사실입니까?

● 현재로서는 반드시 그렇다고 볼 수 없다. 결국, 궤양과 암은 각각 다른 질병이므로 중간에서 다른 질환으로 변화되는 일은 있을 수 없는 것이다. 확실히 연구 개발이 미숙했던 옛날에는 그같은 추정을 하였을 것이다. 그래서 노이로제가 되고 그것이 스트레스로 축적되어 단순한 궤양이었던 것이 매우 악화되는 경우가 많았던 것이다. 현대의학에서는 전혀 근거없는 이야기임을 명심하기 바란다.

문 : 수술을 했는데 퇴원후에도 음식물이 가슴에 정체되는 느낌이 있는데……

● 전문적인 수술용어로 광범위(廣範圍) 절제술이란 말이 있다. 이것은 위장의 2/3를 절제하게 되면 나머지는 1/3이 되므

로 건강할 때와 같은 식사량을 담겨두는 것은 무리가 된다. 그래서 당분간은 조금씩 몇번에 나누어 먹도록 하여야 된다. 그후 얼마동안이 지나면 위장도 여기에 익숙해지기 때문에 점차 분량을 증가시켜도 가슴에 정체되는 느낌은 서서히 해소될 것이다. 위장이란 원래 상당히 확장력이 있으므로 분량에 순응하게 된다. 가슴에 정체되는 느낌은 일시적인 것으로 생각하기기 바란다.

문 : 젊은 사람이 십이지장에 걸릴 확률이 많다고 하는데, 노인은 염려없는지요?

● 그럴리가 없다. 확실히 발생율은 십이지장 궤양인 경우, 20대부터 30대에 더 많으나 최근에는 50대 연령층에서도 많이 발생되는 것으로 알려져 있다.

그리고 60대에서 80대 사이의 노인들도 상당히 증가하고 있다. 이것은 평균수명이 연장되었다는 것과도 관련이 있는 것이다. 즉, 옛날에는 60세만 되면 늙어서 사회적으로 은퇴하는 사람들이 많았으나 지금은 정년후에도 정력적으로 활동하는 사람들이 증가되고 있다. 동시에 노인들도 활동하는 만큼 젊은이처럼 스트레스에 시달리는 경우도 자연 증가되고 있다. 그러므로, 노인이 되면 궤양과 관계없다고 생각하면 큰 착오이다. 특히, 노인이 되면 회복이 늦어지고 완치되어도 예후가 예상보다 나쁜 경우가 많아 얼마 남지 않은 인생이 무의미해지는 경우도 많은 것이다.

문 : 위궤양에 대한 자각증상이 있으면 가르켜 주세요?

● 자각증상으로서는 다음과 같은 것을 생각할 수 있다.
① 식사 후, 1~3시간 지나면 위장 주위에서 둔통이 시작된다.
② 아픈 뒤에 물이나 음식물이 위장에 들어가면 통증이 해소된다.
③ 어느날, 검고 진흙같은 대변이 나왔다. 그러나 위장은 특별히 아프지 않았다.
④ 돌연, 아무런 증조도 없이 토기(吐氣)가 찾아오거나 또는 토하게 되었다.
⑤ 매년 계절이 바뀔 때마다 위가 아프다.
⑥ 아프지도 않고 토기도 없는데, 웬일인지 위장이 무겁게 계속 느껴진다.
⑦ 일이 바빠서 피곤감을 느꼈다가 한숨 돌릴 때쯤 위가 아프기 시작했다.

아마도 이상과 같은 증상일 것이다. 이 중에서 몇가지 증상에 신경이 쓰이면 한번쯤 정확하게 진찰을 받는 것이 좋을 것이다. 약간의 의문이 조기발견과 연결되고 이것이 신속한 처방으로 발전되면 조기치료를 달성할 수 있게 된다.

문 : 위궤양은 피를 토한다고 들었는데, 나는 아무런 증상이 없는데도 위궤양이라고 한다.

● 반드시 위궤양은 피를 토한다는 것이 아니다. 전혀 피를 토하지 않는 사람도 있고 자각증상이 없는 사람도 있다. 출혈하는 것은 궤양이 생긴 장소때문인 것이다. 위장에는 대동맥이 있는데, 그 부근에 궤양이 생기면 혈관이 파괴되어 동맥성 출혈을 일으키기 때문이다. 이런 경우는 단순한 궤양치료 뿐이

아니라 대량출혈을 동반할 수 있기 때문에 문제가 심각하다.
　불행히도 동맥이 파열되면 상수도관이 터진 것처럼 피가 분출된다. 얼마후에 혈압이 떨어지고 수혈하지 않으면 생명이 위험해진다. 이와같이 대출혈하는 궤양은 장소에 따른 것이다. 그러니까 작은 궤양일지라도 동맥 근방에 생기면 문제가 심각하다. 반대로 말하면, 가령 부위가 작은듯해도 심각한 것이 있고 출혈하지 않아도 안심할 수 없는 경우도 있을 수 있는 것이다.

　문 : 토한 피만 검사해도 어디가 나쁜지 알 수 있는지?

　● 대략적인 것이지만, 상태나 색깔로 예상할 수 있다. 의사들은 폐가 악화되어 기침이나 담과 함께 토하는 것을 객혈(喀血)이라고 하고, 위장 등 소화기관에서 음식물과 혼합되어 피를 토하는 것을 토혈(吐血)이라고 구별해 부른다. 그리고, 토혈은 거무죽죽하고 객혈은 선명한 붉은색이 일반적이다. 그 이유는 위장에서 토혈한 것은 위안의 산이 혈액중의 헤모글로빈과 반응하여 커피색으로 변하기 때문이다.
　다만, 너무나 다량이면 피와 산이 혼합될 틈이 없기 때문에 붉게 그대로 출혈될 때가 있다. 그 산화(酸化) 상태에 따라 초콜릿색으로 나타날 때도 있다. 그리고 객혈은 빨간 색이라고 할만큼 선명하게 붉다. 이것은 구토와는 달리 기침할 때나 가래를 뱉을 때 섞여나온다. 그러나 본인도 모르게 나온 피는 어떤 성질인지 구별할 수 없을 때가 있다. 그러므로, 이때는 두가지로 검사할 필요가 있다.

　문 : 토했던 음식물에 피가 섞여 검사한 결과, 궤양은 아니라

고 진단되었는데……

● 피를 토하는 것이 궤양과 폐결핵의 전매특허는 아니다. 그밖에도 피를 토하는 질병은 여러가지 있다는 것을 이해해야 된다. 우선 흔한 것은 아스피린 등과 같은 강한 하열제(下熱劑)나 감기약과 같은 것을 복용하여 위점막이 상한 경우다. 위염일때도 약간 피가 섞여 나올 수 있다.

이밖에 폴립이나 암일때도 당연히 출혈이 나타나는데, 궤양 수술후 재발되면 본인도 모르게 피가 나올때가 많은듯 하다. 과음때문에 토한 경우나, 위장과 식도 사이가 파열되어 출혈될 때가 있는데 이것은 방치해도 완치된다.

여기에서 가장 문제되는 것은 식도정맥류(食道靜脈瘤)의 파열일 것이다. 간장암같은 것 때문에 식도(食道)의 정맥(靜脈)이 막혀 파열되는 것으로 한번에 세면기에 가득하게 출혈된다. 이 경우 출혈과다 때문에 10명 중 7~8명은 사망한다. 식도 정맥류가 한번 파괴되면 상처의 개선이 절망적이기 때문이다.

문 : 공복일 때, 자주 트림이 나오는데 위궤양의 징조인지요?

● 우선 위궤양에 대해 염려할 것은 없다. 트림은 전혀 다른 원인때문이다. 트림이란 위에서 공기가 역류되어 일어나는 현상이다. 누구나 사람은 알게 모르게 어느 정도 공기를 마시고 있는 것이다.

신경질적인 사람 중 1년 내내 트림하는 경우가 있는데, 그것은 단순한 버릇이라고 생각해도 될 것이다. 이것은 서구사회의 경우지만, 방귀보다도 트림하는 사람을 더 천하게 무시하는 경향이 있다. 해외여행에서 참고할 필요가 있을 것이다.

문 : 궤양에도 재발되기 쉬운 타입이 있는지요?

• 타입이라기 보다는 다음과 같은 경향이면 재발되기 쉬운 것으로 알려져 있다.
① 40세 이하나 60세 이상인 사람
② 여성보다는 남성
③ 궤양이 1개월 이상 걸려서 완치된 사람

궤양은 위각부(胃角部)에서 가장 잘 발생되는데, 여기를 철저하게 치료하지 못하면 재발되기 쉬운 부위인 것이다. 그러므로, 치료에 1개월 이상 걸릴 정도의 심각한 궤양이라면 예후를 철저하게 해야 재발되지 않는다.
 재발을 예방하려면,
① 환경을 변화시킬 것, ② 계절이 바뀔 때, 신체적 컨디션이 깨지지 않도록 주의할 것, ③ 궤양과 관련된 약 이외의 다른 약은 복용하지 말도록 하는 것 등이다.
 감기약이나 항생물질, 수면제 등은 모두 위장에 나쁜 영향을 주는 것 뿐이다. 제멋대로 불필요한 약품을 복용하면 궤양을 유발하는 원인을 만들게 된다.

문 : 등허리가 아파 등뼈가 나쁜것이 아닌가 생각했으나 위궤양으로 진단되었는데……

• 궤양때문에 한밤 중에 등뒤가 아픈 경우가 있다. 통증은 배꼽의 뒤쪽, 허리 근방부터 위쪽으로 퍼지는데, 손끝으로 등뼈 양쪽을 누르면 자각증상이 있다. 다만, 등의 통증에는 췌장의 악화와 관련이 있으므로 정확하게 진찰해야 된다. 등허리가

아픈 경우, 등뼈에 이상이 없으면 내장의 질병과 관계되므로 위궤양이나 십이지장 궤양도 1차적으로 의심할 필요가 있다.

문 : 위궤양을 치료했는데, 재발 방지를 위해 어떻게 하는 것이 좋을지?

● 우선, 첫째로 위궤양이었을 때의 상태와 똑같은 환경으로 되돌아가지 말아야 된다는 것이다. 사업가라면 직원과의 마찰이나 대인관계, 거래처와의 관계 등에서 고민이 있을 때, 반드시 재발되기 쉬운 것이다. 이 경우에는 의식적으로 근무처를 바꾸거나 환경적인 변화를 시도할 필요가 있다.

식생활 습관에 있어서도 지방질이 많은 것을 피하고 단백질을 많이 섭취한다. 매운 것에도 주의가 필요하며, 향신료를 많이 쓰거나 카레라이스를 계속 먹는 것은 도움이 되지 않는다. 매운 것이 식욕을 돋우어 위장을 자극하고 산의 분비를 증가시키기 때문이다.

문 : 식후에 명치가 아파 괴로운데, 위산과다 때문인지?

● 일반적으로 위산과다증인 사람은 명치가 아픈 경험을 갖게 된다. 음식물에 자극되어 분비된 위산과 펩신이 식도에까지 올라오기 때문에 가슴이 뜨거워 타는 듯한 느낌을 갖게 된다. 커피나 담배, 떡, 감자 등도 명치 주위를 아프게 하는 원인이다.

그런데, 최근에는 반드시 위산과다 때문만은 아니라는 사실이 밝혀지고 있다. 즉, 위장과 식도의 경계에 있는 괄약근의 긴장이 풀려 산뿐만이 아니라 알칼리나 물까지도 식도로 역류되기 때문이 아닌가 하는 것이다.

 어쨌던, 과식이라든가 불규칙적인 식사때문에 위를 아프게 하면 명치 근방이 쓰리고 아프게 될 수 있으므로 평소부터 이에 대한 주의가 요망되는 것이다.

 문 : 정기검진에서 위궤양으로 밝혀졌는데, 암이 아닌가 하고 걱정했다. 자각증상에서의 차이는 어떤 것인지?

 ● 위궤양은 통증이 있고 피를 토할 때가 있는데, 위암에는 통증도 없고 그대신 단기간에 돌연히 야위는 것이 특징이다. 그러나 이것은 일반적인 증상일 뿐, 예외는 얼마든지 있으니까 자각증상만으로 판단하는 것은 위험하다.
 가장 확실한 것은 위카메라로 직접 관찰하는 것일 것이다. X레이 촬영으로도 어느 정도는 확인된다. 제멋대로 판단하여 고민하지 않도록 할 일이다. 암노이로제는 위험한 것이다.

 문 : 위장에 대한 검사로 재발을 막을 수 있는지?

 ● 한번 완치됐다고 해서 긴장을 풀고 안심한다는 것은 지나친 속단이다. 위궤양은 재발될 확률이 많으므로 퇴원 후에도 정기적으로 검사하는 것이 매우 효과적이고 재발을 예방하는 첩경이 된다.
 특히, 자기도 모르게 전에 생긴 궤양 부위에서 조금씩 출혈하는 경우도 있으므로 그것이 확대되기 전에 위 파이버스코우프(Fiber scope)로 발견하여 지혈시키면 빨리 완치된다. 재발된 사람 중 20~30%는 자각증상이 없었다는 데이터가 있다. 그리고, 다른 질병을 치료하던 중, 궤양이 발견된 경우는 즉시 전문적으로 치료하는 병원에 입원하는 것이 현명하다. 최근에는 의약도 분업화되어 전문의가 없는 병원은 실수하는 경우가 있기 때문이다. 어쨌던 궤양을 한번 경험한 사람들은 경중과 관계없이 정기적인 검사를 통해 조기발견으로 예방하는 것이 바람직하다.

문 : 아무것도 먹을 수 없을 때, 우유가 좋다고 하는데……

• 사실이다. 우유에는 위산을 중화하는 작용이 있고 또한 영양도 풍부하므로 가장 좋은 식품이라 할 수 있다. 우유의 pH는 6.6이고 단백질을 100㎖당 3.2g 함유하고 있으므로 그야말로 제산제(製酸劑)로서도 효과를 발휘한다. 그러니까, 명치 부위가 쓰리고 아픈 경우, 적당한 약제가 없을때 마시면 약과 같은 효과가 있다.

우유에는 100㎖에 64칼로리, 미네랄과 칼슘이 많이 함유되어 있으므로 3컵만 마시면 어른의 1일 필요량인 0.8g을 보충할 수 있는 것이다. 음식물이 잘 넘어가지 않을 때는 우유를 마시자.

문 : 우유를 과음하면 나쁜것이 아닌지? 즉시 설사하는 경우가 있는데……

• 확실히 우유를 지나치게 마시면 우유 알칼리증후군(milk alkali syndrome)이라고 하여 알칼리 과잉때문에 좋지 않은 경우가 있다. 그러나, 한 병에 200㎖짜리 우유를 하루에 5병 마셔도 결코 아무런 일이 없다. 제산제를 몇 10g씩 몇년간 복용하지 않는 한, 우유 알칼리증후군은 나타나지 않는 것으로 알

려져 있다.

　우유를 마시면 설사하는 경우가 확실히 많다. 이것은 우유 그 자체가 나쁘기때문이 아니라 그 사람 체질이 우유와 맞지 않기 때문이다. 찬 우유는 나쁘고 따뜻한 우유는 괜찮다는 사람도 있다. 비교적 개인차가 있는 셈이다.

　우유가 몸에 맞지않는 것을 '우유불내증(牛乳不耐症)'이라고 하는데, 그 원인은 소장에 락타제(lactase : 유당효소)라는 우유에 함유된 유당을 분해흡수하는 소화효소가 분비되고 있는데, 이것이 부족하기 때문이다. 우리나라 사람들은 이 우유불내증인 사람이 25% 정도 되는데 서구인에 비해 많은 편이다. 그리고 위궤양때문에 위장을 절제한 사람중에서 우유불내증이 되는 사람이 10% 증가되어 35%가 된다고 한다.

　그런데, 우유에는 거부감이 있지만 요쿠르트는 괜찮다거나, 버터나 치이즈에는 거부감이 있는 사람 등 여러가지 반응들이 체질에 따라 달라지게 나타나고 있다.

　문 : 육류는 위궤양에 나쁘다는 말이 있는데 사실인지?

　●그럴리가 없다. 오히려 많이 먹을 필요가 있다. 사실상 고칼로리나 고단백질의 음식, 즉 육류를 많이 먹은 사람이 궤양 치료가 빠른 것으로 알려지고 있다. 단백질이란 것도 원래 위산을 중화시키는 능력이 있고, 유문부를 자극시켜 산이 많아져도 괜찮게끔 되어 있는 것이다. 또 단백질은 위점막의 상처를 아물게 하는 작용을 갖고 있다.

　물론 단백질이라고 하는 것은 육류뿐만이 아니라 두부나 된장과 같은 콩류나 생선류, 야채에도 함유되고 있으므로 적극적으로 섭취하기 바란다.

문 : 궤양에 기름기있는 것은 괜찮을까요?

● 동물성 기름뿐만 아니라 식물성도 기름을 활용한 요리는 먹지 않는 편이 무난하다. 그러나 고기나 계란에 함유된 자연적인 기름은 괜찮다. 무엇때문에 기름기가 나쁘냐 하면 기름기가 음식물과 함께 위장에 들어가면 유문부에 있는 G세포라는 것을 자극해 가스트린(gastrin)이라는 호르몬의 분비를 촉진시킨다. 그리고 이 호르몬은 위산을 분비시키는 물질이므로 당연히 위산과다가 되기 때문이다.

기름기라고 해도 우유에 함유된 지방질은 오히려 위점막을 보호하는 역할을 하기 때문에 우유불내증인 사람 이외는 적극적으로 마시는 것이 바람직하다.

문 : 위궤양이 되면 식사량을 줄여 위장을 쉬게 하는 것이 바람직한가?

● 그럴 필요가 없다. 오히려 반대로 위장을 비워두는 것이 나쁘다. 통증이 심한 경우는 다르지만, 보통때는 오히려 하루에 5~8회 정도 조금씩 나누어서 스프나 우유를 주로 싱겁게 몇번씩 나눠서 섭취하는 것이 좋다.

위장을 비워두면 과다해진 위산이 위벽을 거칠게 만든다. 식사량을 줄인다고 해서 위가 쉬는 것은 아니고, 원래 위산이 과다한 사람은 위산 분비의 균형이 깨져 있으므로 음식물과 관계없이 계속 분비된다. 그러므로 식간에도 우유를 마시거나 분유를 조금씩 공급하는 것이 올바른 대처 방법이다.

문 : 궤양이 완치될 때까지 금연하라고 하는데……

• 당연한 일이다. 담배는 절대로 나쁘다. 담배에 함유된 니코틴이 위액 분비를 촉진하는 이외에 혈관을 수축시키기 때문에 위벽의 혈류를 악화시키고 그 결과, 궤양을 악화시키는 것이다.

또, 췌장의 췌액 분비를 감소시키는 작용도 있어서 십이지장 내의 산을 중화시키는 작용이 저하된다. 그러나, 심한 흡연자가 돌연히 금연하면 오히려 스트레스가 축적되어 궤양증을 악화시키는 결과가 될수도 있다. 그러므로 부득이한 경우는 니코틴 함량이 적은 담배를 자주 피지 않도록 노력할 필요가 있다. 그리고 공복일때나 식사전은 피하기 바란다. 식사후에는 위산에 대해 별다른 영향이 없기 때문이다.

가급적 금연하는 것이 완치를 앞당기는 것임에 틀림없으므로 서서히 시간을 두고 노력하기 바란다. 궤양증은 완치까지 최소한 1개월 이상 정도 소요되므로 그 예정된 완치일을 목표로 금연하면 될 것이다. 뚜렷한 목표가 있을때는 의욕적으로 금연할 수가 있다. 평균적으로 완치하려면 대부분 2개월이 소요되기 때문에 2개월 이후에는 담배를 다시 필수 있다고 생각하고 금연하면 된다.

문 : 궤양에는 술도 나쁜지요?

• 알코올도 위액의 분비를 촉진하기 때문에 좋을리가 없다. 더구나 담배와 마찬가지로 위점막을 손상시켜 단백질을 굳어지게 하는 작용이 있다.

흔히 주사하기 전에 알코올로 소독하는데, 그 이유는 알코올이 피부에 부착된 세균을 그 표면의 단백질을 굳어지게 하는 작용을 이용해 죽이기 때문이다. 마찬가지로 위장 안에서도 위벽의 단백질을 굳어지게 하므로 안전하게 보호하는 작용이 저하되는 것이다.

　더구나 식욕이 없는 사람은 식사 전 반주를 하면 식욕이 좋아진다고 하는데, 여기에서 알 수 있는바와 같이 알코올은 위장을 자극하여 위산을 분비시키는 작용도 갖고 있다. 그러나 원칙적으로 알코올은 좋지 않으므로 완치될 때까지 금하기 바란다.

　　문 : 치료를 받기 시작한 후부터 계속 죽을 먹고 있는데……

　●치료를 받기 시작했을 때는 죽을 계속하는 것이 좋은데, 상당히 호전되면 죽이 아니어도 된다. 처음에 심하거나 출혈했을때는 식사를 중단하지만, 치료 시작 후 1~2주 지나면 묽은 죽을 먹다가 약간 된 죽으로 바꿔가는 것이다. 이 단계가 지나면 평소때의 밥보다 질고 부드러운 밥을 잘 씹어서 먹으면 소화가 잘 된다. 칼로리도 죽보다 많고 반찬도 단백질을 중심으로 한 고기, 생선, 야채를 섭취하여 충분하게 영양분을 흡수하도록 노력한다.

　그리고, 빵도 밥과 마찬가지로 위액 분비를 너무 자극하지 않으므로 버터같은 것을 발라 먹으면 좋다. 가장 중요한 것은 과식인데, 약간 호전됐다고 해서 제멋대로 너무 식사량을 증가하면 문제가 되는 것이다.

　　문 : 커피를 평소부터 좋아하는데 중단해야 하는지?

　●물론이다. 커피속에는 카페인이라고 하는 흥분제가 함유되어 있다. 잠이 올 때, 커피를 마시는 것은 그때문이다.

그런데, 이 카페인이 위장 활동 자체를 흥분시키기 때문에 위액을 분비시켜 결과적으로 위를 손상시키게 되는 것이다. 완치되기 전에 참지 못하고 비밀로 마셨다고 하면 즉시 위통의 시작을 상상하여 중단해야 될 것이다. 위궤양이 아닌 사람도 과음때문에 위가 손상된 다음날 아침, 커피를 마시고 위장이 아픈 이유는 이때문인 것이다.

최대한도 참아야 1~3개월이니 적극적으로 인내하기 바란다.

문 : 궤양의 재발을 예방하는 방법은?

● 인간의 내장은 항상 스트레스에 의해 침해 당하고 있다. 특히, 가장 영향을 받는 것은 위장과 간장일 것이다. 위장은 음식물이 맨처럼 통과하는 장소이기 때문에 '스트레스의 최전방 기지'라고 할 수 있다. 재발하는 것도 처음에 증상이 나타났을 때와 비슷한 상황에 다시 대두되기 때문이다.

결국, 재발은 처음 원인과 똑같은 '정신적인 불안'이 자기도 모르게 축적되어 같은 상항을 만들기 때문이다. 예를들어, 좋은 직장에 근무하는 봉급자라면 마음이 내키지 않아도 상급자나 거래처 사람들에게 고분고분해야 되고 더구나 사소한 실수 때문에 문책 당할때는 상당한 고통이 따를수 밖에 없는 것이다. 장사나 사업하는 사람들도 마찬가지다. 어떤 고객에 대해서도 머리를 숙이지 않을 수 없고, 세금을 납부할 때는 세무관리에게 여러가지로 참기 어려운 일이 많은 것이다.

이같은 상황이 계속되기 때문에 당연히 스트레스는 축적되기 마련이다. 스트레스를 발산시키는 방법만 알고 있으면 쌓이지 않게 할 수 있겠는데 이것이 문제다.

예를들어 주부나 항상 즐거워 보이는 학생들도 마찬가지이다. 시어머니때문에 죽고 싶은 심정이라거나, 학교 공부를 따라갈 수 없어 고민하는 학생들도 이같은 스트레스때문에 궤양이 되는 것이고, 한번 완치되어도 다시 전과 똑같은 '핵심 상황'을 반복하면 재발되기 마련이다. 오히려 재발되지 않는 것이 이상한 일이 될것이다.

또, 항상 궤양이 되는 부위는 정해져 있는데, 가장 활동적인 장소——육체적으로도 가장 크게 왜곡(歪曲)되는 부위이다. 그러면 궤양이 안되려면 어떻게 해야 되는가. 첫째는 과로하지 말고 둘째, 환경을 변화시키는 것일 것이다.

재발 방지에도 똑같이 말할 수 있겠는데, 이것이 최소한도의 예방법이라고 할 수 있다. 이밖에도 생활을 올바르게 규칙적으로 습관화하고, 불필요한 약제를 과용하지 않는 습관도 매우 중요하다. 최근에는 약해(藥害)라고 하는 새로운 의학술어가 생겼는데, 이것은 노인의 경우 통증이 생기면 A병원, B병원, C약국, D약국 등을 찾아다니면서 결국은 약속에 파묻혀 살게 되는 현상때문인 것이다.

문 : 성교가 위궤양 재발과 관련이 있는지?

● 섹스를 어떻게 생각하고 있는가, 또는 부부간의 금실이 좋은가 하는 것은 무엇보다도 중요한 일이다. 이것은 누구나 피하기 어려운 문제이기 때문이다. 물론 병원에 입원중이거나 안정이 필요한 경우는 예외지만 그렇지 않을 때는 섹스에 의해 스트레스를 발산하는 경우가 흔히 있을 수 있다. 지나친 섹스광이 아닌 한, 평범한 성욕을 무조건 억제한다는 것은 오히려 몸에 나쁜 영향을 주게 된다.

섹스를 신성한 것으로 보는 견해도 있고, 현대사회의 젊은이처럼 한가지 게임처럼 보거나 팻션의 한가지 처럼 인식하는 경향도 없지 않다. 현행법에 저촉되는 매춘행위가 아닌 이상, 사회적인 규범안에서 자유롭게 엔죠이 하는 것은 부정할 수 없는 일이 될 것이다.

부부간의 금실이 나쁘고 항상 '냉전상태'인 관계에서 식욕이 없거나 위장이 가끔 쑥쑥 아픈 사람들이 많은 것을 주위에서 볼 수 있다. 섹스란 자연의 섭리이고 요구인 것이므로 무리하게 피할 것도 아니고 지나치게 몰입할 필요도 없을 것이다.

문 : 위궤양이 완치되었다. 즉시 심한 운동을 시작해도 좋을지?

● 궤양이란 최소한 3개월 안에는 완치되는 것이다. 빠를때는 1개월 안에도 완치되는데, 프로 야구선수나 축구 선수같은 직업적인 운동선수들은 최소한 1년에서 2년간 재발되는지를 잘 관찰할 필요가 있다.

그러나 보통의 직장인들이라면 일요일에 테니스를 하거나 죠깅, 등산같은 레져 스포츠에 취미를 갖는 것도 건강에 좋을 것이다. 경제적으로 여유가 있는 사람들은 골프에 취미를 갖는 것도 좋으며, 쉬는날 집에 틀어박혀 고민하는 사람은 재발의 원인을 만들게 된다. 필사적으로 승부하는 것이 아닌 이상 스포츠에도 취미를 갖는 것은 매우 효과적이다.

문 : 사업이 바빠서 식사도 만족스럽게 할수가 없다. 그래서 인스턴트식품에 메달릴 때가 많은데……

● 현대사회는 인스턴트 식품시대라고 할만큼 전성기라고 할 수 있다. 그래서 분주한 비지니스맨들의 식생활은 인스턴트식품과 관련을 갖지 않을 수가 없다. 전에 비해 질적으로 많이 개선되었기 때문에 일률적으로 인스턴트 식품이 모두 나쁘다고 단정할 수는 없다. 다만, 문제되는 것은 하루에 2~3회를 이것으로 충당할 때 문제가 되는 것이다. 정상적인 요리에 비해 영양가면에서 현격하게 차이가 많기 때문이다. 더구나 인스턴트 식품만을 항상 즐겨 먹게 되면 영양이 편중되어 비타민 부족이나 단백질이 결핍되게 되고 다양성을 무시하는 획일적인 성격이 될 우려가 있고 염분의 과다 섭취로도 혈압증이 될수도 있다.

그리고 칼슘이 부족되면 신경과민이 되고 조급증때문에 위궤양을 유발할 수도 있는 것이다. 아무리 사업이 바쁘고 주머니 사정이 나쁘더라도 하루에 2번은 반드시 정상적인 식사를 하는 것이 건강상으로도 바람직한 것이다. 결국은 이것이 질병을 예방하는 가장 중요한 핵심임을 알아야 된다. 부수적으로 말한다면, 부득이한 사정때문에 외식할 수 밖에 없다고 해도 1주일에 몇차례는 어머니나 부인이 정성껏 만들어 주는 요리를 먹어야 된다. 이 요리는 감자나 야채 등을 중심으로 끓여서 만든 음식물이다. 외식할때 먹는 요리보다도 소박한 이 음식이 영양분에서도 손색이 없다고 생각된다. 인스턴트 라면만으로 건강을 해치기 전에 꼭 실천하기 바란다.

문 : 완치되기 쉬운 체질이거나 유전과도 관계가 있는지?

● 간단히 말해서 질병에 잘 걸리는 집안이 확실히 있는것 같다. 어떤 데이터에 의하면, 궤양때문에 고통받는 가계(家系)를

조사한 결과 전연 궤양이 없는 가계보다 3배 이상 많이 발생되었다고 한다. 위궤양과 십이지장 궤양이 확실하게 구별되어 발병되는 데이터도 확인되고 있다.

서구인과 마찬가지로 혈액형에 있어서 O형이 많고, A형이 적으므로 혈액형과도 관련되는 것으로 알려져 있다. 십이지장 궤양은 펩시노겐(단백 효소원)이라는 소화 효소가 많은 사람이 걸리기 쉬운데 이것은 분명히 체질이라고 할 수 있을 것이다. 그러나 결론적으로 말하면 유전을 무서워하기 보다도 개개인의 생활환경에서 오는 스트레스에 의한 경우가 많기 때문에 여기에 주목할 필요가 있다.

문 : 육체 노동자는 궤양이 잘 발생되는지?

• 그럴 이유가 없다. 어떤 경우에도 몸을 움직이지 않는 것보다는 몸을 움직이는 편이 육체적으로 건강하다. 그렇지만, 수면시간을 줄이거나 일요일도 쉬지 않고 일하는 것은 기본적으로 문제가 있다. 어떤 일이건 지나친 것은 문제를 일으키기 때문이다.

당연히 과로는 스트레스를 축적시키게 되기 때문에 문제된다. 궤양과 같은 것 보다도 다른 질병인 심장병이나 뇌일혈과 같은 생명이 위태로운 병에 걸릴 가능성이 높은 것이다. 이것은 심각한 문제임으로 과로되지 않도록 평소에 노력하여야 된다.

누구나 몸이 피곤하지 않을 정도로 정상적으로 노력하면 의욕도 증가되기 때문에 매사가 균형있게 발전된다. 우리 인간의 뇌가 긴장되면 그것을 융화시키려고 엔돌핀(endorphin)이라는 일종의 마취약을 분비한다. 그래서 오히려 편안해지는 것이다. 그런 의미에서도 노동은 필요 불가결한 것이라고 할 수 있을 것이다.

문 : 그러면 두뇌 노동은 어떤가?

● 여러가지의 데이터에서 볼때 가장 스트레스가 축적되기 쉬운 직업은 매스컴 등 잡지의 출판이나 방송국을 포함한 저널리스트인 것으로 알려져 있다. 그것은 식사를 비롯하여 시간이 불규칙적이고 대인 관계에 있어서도 신경쓸 경우가 많고, 시간과 경쟁하면서 원고를 쓰게 되며, 어떤 타협점을 모색하기 위해 부득이 반갑지도 않은 술을 마시게 되는 등 뒤죽박죽의 생활 습관을 갖게 되기 때문이다. 그래서 두뇌 회전이 남보다 빠르게 되면서 스트레스는 더욱 더 축적된다. 그러므로 병이 생기지 않는 것이 오히려 이상하게 되는 것이다.

그만큼 두뇌 노동자는 여러가지 직업적인 압력에 꽁꽁 묶여 있기 때문에 급사하거나 일찍 사망하는 경우가 있는 것이다. 어느 TV방송국의 경우, 20대나 30대인 조감독 중에서도 궤양증으로 치료받은 사람이 상당히 많았다는 통계가 발표되고 있다. 글쓰는 작가들도 마찬가지인데, 몸을 움직이지 않고 책상 앞에 앉아있는 것도 유쾌한 일이 아닌 고역인 것이다.

현대사회에서 가장 인기있는 직업으로 알려지고 있지만, 매스컴에 근무한다는 것이 생명을 단축시키는 비정한 사회가 아닌가 하는 견해도 최근에 대두되고 있다.

앞으로는 이 직업에 대한 재평가도 서서히 시작될 전망이다.

제 5장
위장병의 민간요법편

건강에 효과적인 약초부터 과일까지

　옛날부터 우리나라에서 자생하는 야초(野草)나 과일 등에는 약효(藥效)가 많다는 것이 잘 알려지고 있다. 이것들을 소위 생약(生藥)이라고 하는데 전통적으로 활용하는 습관이 있었다. 이것은 원래 중국의 한방약이 나무라든가 풀, 꽃 등에서 추출한 성분을 기본으로 삼아온 것에 영향을 받았기 때문일 것이다. 더구나 자생(自生) 식물들은 인공적으로 만든 약제가 부작용을 동반하거나 몸에 해로운 것과는 달리, 그와같은 위험성이 전혀 없다는 점에서 매우 우수한 것이다.

　특히 생약(生藥)에서는 속효성(速效性)만을 추구하지 않으며 시간을 두고 철저하게 완치하는 방법을 중요시한다. 원래, 전혀 무해(無害)한 약이란 있을 수 없는 것이다. 독(毒)을 가지고 독을 지배한다는 말과 같이, 약이란 본래 독성(毒性)을 갖고 있다. 그러니까 복용하는 방법이 잘못되면 몸에 해로운 것이므로 결코 권장할 수가 없는 것이다.

　이와는 달리 한방약이나 과일에는 전혀 위험성이 없다고 말할 수 있다. 여기에서는 이와같이 우리 주위에 있는 것부터 한방약에 이르기까지 위와 장에 효과적인 것을 설명하려고 한다. 사실상, 양약이 아닌 한방으로 위궤양을 완치한 실례는 매우 많다.

1) 민들레에는 건위(健胃)작용이 있다

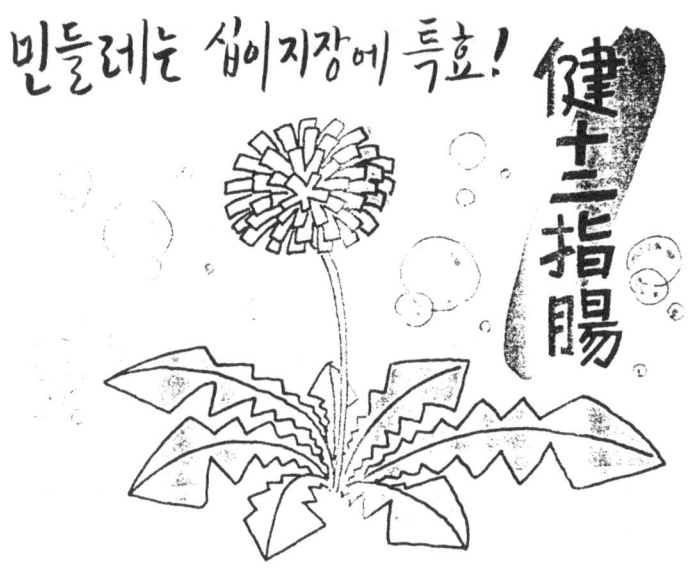

민들레는 들판이나 길가 등에 있으므로 꽃중에서도 매우 흔하다. 그러나 약제로서는 잘 알려져 있지 않은 것이 민들레라 할 수 있다. 유럽이나 서구 사회에서는 옛날부터 야채로서 알려져 왔고, 우리나라에서도 변비에 효과적인 것으로 오래 전부터 알려져 왔다.

민들레의 성분에는 담즙의 분비를 촉진하는 작용이 있으므로 위장과 십이지장을 튼튼하게 강화할 수 있다.

우선, 이른 봄에 싱싱하게 땅에서 올라온 것을 물로 깨끗하게 씻은 다음, 뜨거운 물에 데치고 양념 간장으로 무쳐먹는 것이 가장 손쉬운 방법이지만, 장기복용하려면 물로 씻은 다음 3~5일간 햇볕에 말린 다음 잘게 짤라 습기없는 종이봉지에 넣어두면 좋을 것이다. 뿌리는 가급적 가을에서 겨울 사이에 캐서 말린 다음 잘게 썰어둔다.

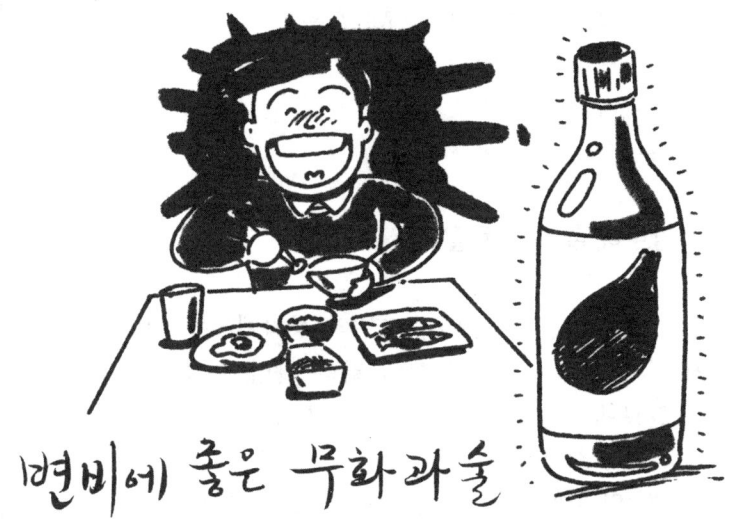

변비에 좋은 무화과술

이렇게 두면 위장이나 뱃속이 나쁠때 약 5g을 3번으로 나누어 1컵의 물에 대려 수시로 복용할 수 있다. 물이 반쯤으로 감량될 때까지 달이는 것이 좋은데, 먹기에는 나쁘지만 지방질의 소화를 돕기 때문에 매우 효과적이다.

2) 무화과술은 변비에 좋다

무화과(無花果)를 먹으면 변비에 좋다고 하여 옛날부터 권장되어 왔다. 사실상 무화과에는 변통(便通)이 잘되게 하는 약효가 있다.
이 무화과로 과실주를 만들어 잠자기 전에 마시거나, 식전에 작은 컵으로 1~2잔 마시면 아침에 변통이 잘된다. 완전히 익기 직전의 무화과 열매중 큰것 5~6개, 작은 것이면 7~8개를 깨끗하게 씻은 다음, 원액(原液) 약 1.8ℓ 속에 넣고 1주일쯤 지나서 열매만 끄집어 낸다. 그대로 놔두면 열매가 녹아서 진흙처럼 되기 때문이다.

3. 알로에술은 식욕을 증진시킨다

　알로에의 잎을 짖이겨서 피부의 상처에 바르거나 가벼운 화상에 바르면 효과적인 사실이 널리 알려져 있다. 그래서 집집마다 알로에 화분을 비치하는 경우가 흔하다.
　알로에는 식욕이 없을때, 식욕을 증진시켜 소화를 돕는 효과도 있다. 알로에의 잎 500g 정도를 2cm 크기로 자른다. 레몬 5개의 껍질을 벗긴 다음, 원주 1.8ℓ 속에 벌꿀 1컵과 함께 담군다. 알로에 잎은 2주일쯤 지난 후에, 레몬은 2달쯤 지난 후에 버리면 된다.
　좀더 상세히 설명하면 다음과 같다. 화학적으로 알로에는 알로인(aloin), 알로에에모딘(aloeemodin) 이외에도 알로에틴(aloetin), 알로미틴, 알로에울신이라고 하는 유효 성분이 함유되어 있고 입에 대면 쓴맛이 특징이다.
　특히 이 알로에울신 등은 변비를 낮게 하고 위장과 십이지장 궤양에 효과적이며, 알로미틴은 암세포에 대한 억제력이 있는 것으로 알려지고 있다. 이밖에도 잡균을 죽이는 힘이 있어 가정 상비약으로 활용되기도 하고 피부에 바르거나 갈아마시면 좋은 것으로 알려져 왔다.
　토기가 있을 때나 고혈압, 피부가 거칠 때도 효과적이기 때문에 많이 활용되고 있다.

4) 결명자 차는 변비에 효과적이다

 이 결명자 차는 차풀과의 1년초로 멕시코 원산의 약용식물인데 여름이 끝날 무렵, 잎파리 밑에 강남콩의 콩 꼬투리 모양의 자루가 붙어 있고, 그 속에 6각형의 씨가 들어 있다. 이것을 말린 것이 결명자 차인데, 생약명도 결명자(決明子)다.
 만드는 방법은 여름이 끝날 무렵, 종자가 커진 것으로 짐작되면 콩 꼬투리를 뜯어낸채 그대로 2~3일간 말린 다음, 씨를 빼내 다시 2일간 건조한다.
 30g 정도를 후라이팬에 서서히 볶은 뒤, 1컵의 물속에 넣어 물이 반으로 줄때까지 달인다. 이것을 식후에 3번 나누어 마시는데, 보통 하루가 지나면 효과가 나타난다. 효과가 시원치 못할때는 분량을 증가시켜도 된다. 계속 마셔도 몸에 해롭지 않으므로 가족이 많은 사람은 큰 남비에 많이 달여두고 늘 복용하면 좋다.
 결명자를 이질풀과 같이 달여먹는 방법도 있다. 이질풀은 특히 궤양에 효과적이므로 같이 복용하면 변비와 궤양, 모두에게 효과를 나타나게 된다. 그 당시의 증상에 따라 다르지만, 10~30g 정도의 결명자에 건조된 이질풀의 입과 줄기를 혼합시켜 3컵의 물에 달인다. 물이 2/3정도로 줄었을 때 불을 끈다. 그리고 식후에 너무 차게 하지 않고 마시는 것이 좋다. 여드름이나 부스럼같은 것이 자주 생기는 젊은이에게도 좋을 것이다. 이런 증상의 원인은 변비나 내장의 작용이 나빠 생기기 때문이다.

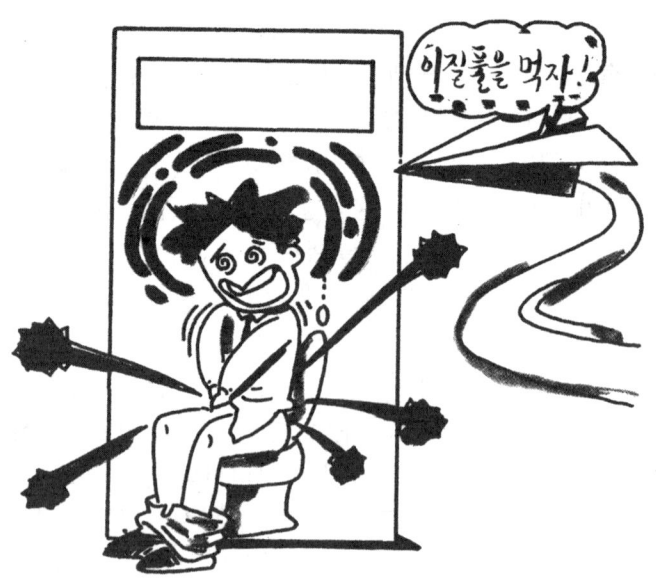

5) 설사를 중지시키는 이질풀

이질풀이라는 약초 이름을 들은바가 있을 것이다. 많은 약초 중에서도 특히 옛날부터 민간요법에서 많이 활용되어 왔다. 탄닌과 호박산(琥珀酸), 몰식자산(沒食子酸) 등을 함유하고 있는데, 이것을 뱃속이 나쁜사람들이 복용하면 얼마후 즉시 설사가 중단되었다고 하여 유명하게 되었다.

이질풀은 설사를 중단시키는 이외에 식체나 만성 위장병 등에도 효과가 있고 내장에 있는 잡균에 대한 살균력도 있다. 이 이질풀은 햇볕이 잘 쪼이는 산과 들판 전국 방방곡곡에 많이 자생하고 있는데, 위장이나 십이지장 궤양인 사람은 결명자차와 혼합하여 복용해야 효과적이다. 식중독이거나 설사가 계속 될 때는 하루에 5회 정도 복용하면 효과적이다. 6월경 장마때부터 늦은 여름까지, 야산이나 뚝같은 데서 뿌리채 뽑아 3일쯤 말린 다음에 너무 작지 않을 만큼 잘라서 얼마동안 습기없는 곳에 보관하고 20g~40g 정도를 2~3컵의 물속에 넣어 달인다. 물이 반정도로 감소되었을 때, 불을 끄면 완성된다.

이밖에 동맥경화의 예방에도 좋은 것으로 알려져 있는데, 모세혈관을 강화하는 효과도 기대되고 있다. 여기에서 주의할 것은, 다른 것과 달리 이질풀은 건강음료가 아니므로 뱃속이 정상일 때 계속 복용하면 설사를 하거나 오히려 변비가 되는 등 내장 기능을 이상하게 만든다는 점이다.

항상 수시로 복용해도 좋은 것이 있는가 하면 그렇지 않은것도 있다는 것을 인식하는 것이 약초의 기초 지식이다. 궤양성 질환인 경우, 이질풀을 2~3개월이나 장기적으로 복용해야 효과가 나타나는 것으로 알려져 있다.

6) 쓰기 때문에 효과가 있는 자주쓴 풀

자주쓴풀은 옛날부터 위장약으로서 활용되어 왔다. 그 특징은 한마디로 말해서 위나 장의 기능을 활발하게 한다고 말할수 있다. 이 밖에도 췌액이나 담즙의 분비를 촉진시키는 작용이 있고 장관(腸管)의 운동을 활발하게 하므로 신진대사가 원활하게 된다. 이것은 스웨르샤마린(swertiamarin)이라는 성분이 함유되어 있기 때문인데, 실험적으로도 그 기능이 증명되고 있다.

복용방법으로는 '위장이 거북하다'거나 '식욕이 없다'고 할

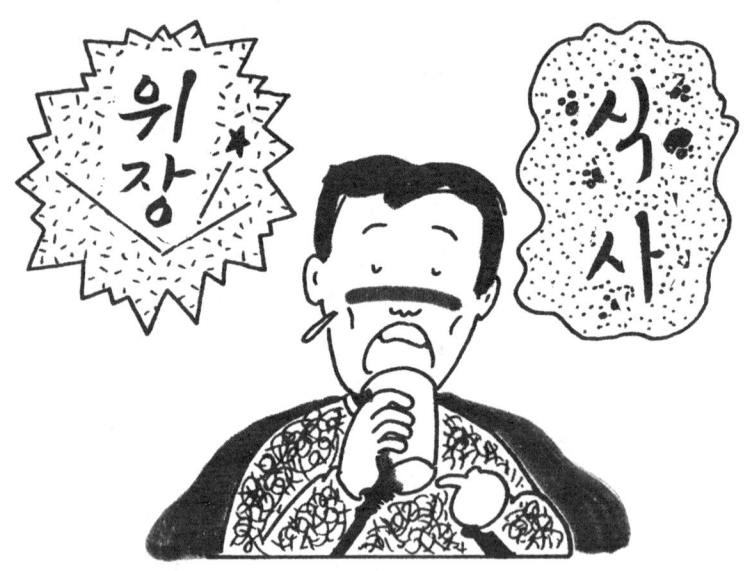

때는 하루에 3회 정도 식사와 관계없이 활용하면 좋을 것이다. 만드는 방법은 초가을에 뿌리채 뽑아 깨끗하게 씻은 다음 햇볕에 말리면 되는데, 다른 약초와 달리 전체적으로 말리므로 시간이 필요하게 된다. 대개, 2개월 정도 걸리는 경우도 있는데, 이것을 분말로 하는 방법과 달여마시는 방법의 2가지가 있다. 분말인 것은 0.1g부터 0.3g을 1일 3회에 나누어 물에 마신다. 달일때는 2g 정도를 1컵의 물에 넣고 1/2이 될때까지 끓인다. 이질풀과 마찬가지로 건강인이 상용하면 오히려 역효과가 나타나므로 주의해야 된다.

7) 급성 위염의 '구세주' 산초(山椒)

산초(山椒)는 운향과에 속하는 낙엽활엽 관목인데, 탄닌 성분이 많고 쓴맛 이외에 독특한 향기는 시네트럴이라고 하는 방향정유(芳香精油) 때문이다. 산이나 평지에 자생하고 있으므로 채취하는 데는 별 어려움이 없다.

초봄에 황녹색(黃綠色) 꽃이 피고 열매는 가을에 생기는데 이때 채취한다. 여러가지 효과가 있으나 뭣보다도 건위정장(健胃整腸)이 특징이라고 할 수 있다. 뭣보다도 쓴 성분에 의해 위장이나 장기능이 활발해지면서 동시에 식욕이 증가된다. 산초의 독특한 냄새가 허영을 부리는 것이 아니고 나름대로의 역할을 맡고 있는 셈이다.

설사나 복통은 내장 기능이 활발하지 못해 장속에 가스가 차서 소리가 나거나 심할 때는 통증이 계속되기 때문이다. 복용 방법은 거의 비슷한데, 2~3g 정도를 물 1컵에 달여 식후에 마신다. 특히 설사가 심한 경우는 4~6g 정도를 하루에 3회 마시면 효과적이다.

항상 배가 차다고 생각되는 사람은 계속 장복하는 것이 좋다. 그리고 회충약으로서도 매우 우수한 효과를 갖고 있다.

8) 생강의 무서운 살균력

생강(生薑)을 새앙이라고도 하는데, 옛날부터 우리 선조들은 채소를 요리할 때도 활용했을 뿐만 아니라, 이것으로 술이나 차, 식초 등을 만들어 먹기도 했다. 말린 새앙을 건강(乾薑)이라고 하는데 효과면에서는 약간 다르다.

생강은 감기들었을 때, 복통, 토기, 이밖에 감기에 동반되는 여러가지 증상(열이 나거나 목이 아픈것 등)에 효과적이다. 다시 말해서 보통 약제는 위장에 부담을 주지만 새앙은 건위(健胃)의 역할까지 하게 된다. 한편, 건강(乾薑)은 몸을 따뜻하게 하는 효과가 있으므로 몸이 찰때 안성마춤이다. 우리 몸의 장 기능은 추위에 약해 설사하기 쉽고 요통도 냉증이 원인인 경우가 많다.

이와같이 장 기능을 강화하는데 적당하다. 물론 생강과 마찬가지로 감기에도 효과적일 뿐만 아니라 불면증에도 환영받고 있다. 생강에는 병원균을 죽일 수 있는 깅기페롤이나 깅게롤과 같은 성분이 있는데, 이것이 티프스균과 같은 무서운 세균에도 강력한 힘을 발휘하는 것으로 알려져 있다. 식체나 멀미로 고통스러울 때 등 긴급상황에도 건강을 즉시 씹어먹거나 열탕에 끓여 마시면 놀라운 속효성을 발휘한다.

9) 위암에 효과적인 황련(黃蓮)

황련(黃蓮)이라는 한방약이 있다. 모든 한약에 혼합된다고 할 정도로 많이 활용되고 있다. 황련의 뿌리에는 노란 부위가 있는데, 여기에는 알칼로이드(alkaloid)라는 성분이 함유되어 있어 통증을 억제하는 이외에 췌액이나 담즙, 위액 등의 분비를 촉진시키는 힘을 발휘한다. 즉, 위장이나 장의 활동력을 상승시키는 효과가 있으므로 그만큼 궤양증이 있는 사람은 주의해야 된다. 제멋대로 복용하면 과잉 분비가 될 가능성이 있기 때문이다.

그러나 올바르게 복용하는 한 훌륭하게 건위(健胃)작용을 하게 된다. 최근의 연구에 의하면 이 황련에는 벨베린이란 성분이 함유되어 있고 이것이 암에도 효과적인 것으로 알려져 있다. 이 이외에도 벨베린은 강력한 항균성이 있으므로 음식물과 함께 체내에 침범한 세균을 공격할때도 힘을 발휘한다. 복용방법은 다음과 같다.

① 식욕부진, 급성 장카타르(설사 포함), 식중독인 경우＝가을부터 겨울에 걸쳐 줄기와 뿌리를 뽑아 가느다란 털뿌리만 버리고 물로 깨끗하게 씻는다. 이것을 큼직하게 짤라 4일 정도 말린다. 이것을 1컵의 물에 1～2g 정도 넣고 달인다. 물이 반쯤 줄었을때 마신다.

② 만성 위염이나 소화불량＝만드는 방법은 똑같은데, 황련의 분량을 0.3～0.5g 정도로 줄이는 것이 좋다. 이것을 식후 3회에 걸쳐 마신다. 이 황련을 많이 넣고 진하게 달인 물을 얼마 동안 입에 넣으면 구내염이나 치통에도 효과적이다.

10) 주목되는 고추나물 술

고추나물이 최근에 주목받고 있다. 그 이유는 화학적으로 그 성분이 위궤양에 효과적인 것으로 실증되었기 때문이다. 이것은 누구나 한약방에서 손쉽게 구입할 수 있다. 건조시켜 잘게 자르면 차색(茶色)이 되는데, 이것을 100g, 벌꿀 1컵(없을 때는 설탕으로 대체), 레몬 4개, 원액(原液) 1.8ℓ와 함께 담근다.

레몬은 껍질을 벗겨 둥글게 만든 뒤, 길이 5～10cm로 잘른 고추나물을 원액(原液)속에 담근다. 3주일이 지나면 복용할 수 있는데, 이 고추나물은 3개월안에 끄집어낸다. 마시는 방법에도 여러가지 있는데, 칵테일하거나 매실주같은 과일주와 같이 마시면 맛이 좋다. 노란 색은 칵테일 할때도 보기에 좋으므로 스트레스 해소를 위해 술마실때 잘 활용할 필요가 있다.

11) 무

무는 우리 식탁에서 빼놓을 수 없는 음식중 하나다. 꽁치구이나, 부시리 생선을 야채와 양념할 때, 횟감으로 잘게 썰어 생선을 섞을때 등에 활용되고 있다. 겨울에는 오뎅속에 큼직하게 무를 썰어넣어 먹을 때도 있다.

이 무는 맛이 있을 뿐만 아니라 우리 몸에 필요한 디아스타제라는 성분이 많아서 옛날부터 애용되어 왔다. 그래서 속담으로, 시골에서도 무만 있으면 의사가 필요없다고까지 말해 왔다. 그것은 위장이 이상할 때 무즙만 먹어도 시원하게 내려갔기 때문이다.

디아스타제는 튀김이나 생선 기름을 분해할 수 있으므로 음식물의 소화를 도와준다. 그래서 디아스타제의 효소는 위염이나 위산과다로 고민하거나 명치주위가 쓰리고 아플때, 트림으로 괴로울때도 매우 효과적이다. 가끔 음력 정초에 떡을 과식하여 가슴이 답답하다고 호소하는 경우가 있다. 이때도 무즙을 먹으면 메슥거리는 것도, 답답한 가슴도 해소될 수 있다.

평소에도 늘 위가 약한 사람들이 이 디아스타제가 많은 무즙을 늘 먹으면 건강해질 것이다. 무즙에는 간장뿐만 아니라 레몬즙을 곁들여 먹거나, 별로 맵지 않을때는 소금없이 그대로 먹는 것이 바람직하다.

12) 참기름은 장수(長壽)의 비약

참깨도 우리 식탁에서는 불가결한 식품이라 할 수 있다. 무와 마찬가지로, 참깨를 모두가 늘 상용하고 있으나 의외로 함유된 성분들을 잘 모르는 경향이 많다. 누구나 알기만 하면 얼마나 건강에 좋은지를 재인식하게 될 것이다. 단순히 입맛을 돋아주는 것이 아니란 것을 알기바란다.

여기에는 풍부한 지방산 이외에도 칼슘, 인과 같은 미네랄, 리놀산(酸), 스테아린산, 올레인산, 비타민 B_1과 B_2, 나이아신 등 실로 많은 성분들이 작은 참깨 알속에 들어 있다. 이와같이 여러가지 효능을 가진 신기한 참깨는 옛날부터 장수식품으로 중요시되어 왔다.

구체적으로 효능을 말하면 우선 칼슘이 위장상태를 호전시킨다. 위산의 분비를 조절하기 때문에 명치주위의 통증이나 위통과 같은 흔한 병을 예방하게 된다. 이밖에도 각종 미네랄은 동맥경화를 방지하고 백발(白髮)과 대머리를 개선시키는 것으로 알려지고 있다. 이것은 골격이나 혈액의 기능을 강화시켜 주기 때문이라고 할 수 있다.

그리고 리놀산은 동물성 지방에 함유된 포화지방산과 달리, 혈액속에서 불필요한 콜레스테롤을 만들지 않는다. 그러므로 참깨는 동맥경화를 일으키지 않는 기름이라고 말할 수 있다.

그밖에 시력감퇴의 예방, 피부병・중풍・변비나 치질 등에도 좋기때문에 만병에 효과적이라고 말할 수 있다. 매일 참깨 깨소금을 음식에 넣어 먹는 습관을 붙이면 건강식으로 매우 바람직할 것이다.

13) 진피(陳皮)는 감기와 위장병을 예방한다

진피(陣皮)라는 생약이 있는데, 귤껍질을 벗겨 말린 것을 말한다. 밀감(귤)에 비타민 C가 풍부하다는 것은 누구에게나 잘 알려진 사실인데 그 껍질에도 귀중한 약성(藥性)이 있다는 것은 별로 잘 알려져 있지 않았다.

기껏해야 귤의 친척쯤 되는 유자(柚子) 나무를 목욕탕 물에 띄워 '유자탕'을 만들면 좋다는 정도일 것이다. 물론, 유자탕도 우리 몸을 속으로부터 따뜻하게 하여 어깨결림이나 위장병에 효과적인 것은 사실이나 이 진피도 헝겊 주머니에 넣어 목욕물을 끓일때 활용하면 매우 유익하다. 냉증은 물론이고, 빈혈·신경통·요통 이외에 건위와 내장질환에 유효하다.

다만 진피를 만들때 주의할 점이 있다. 슈퍼마켓이나 점포에서 판매중인 귤에는 보기좋게 하려고 왁스를 바른 것이 있다. 그러므로 생산지에서 직송된 것이나 제대로 된 것을 확인하여 구입해야 된다. 만드는 방법은 건조된 귤껍질을 가위로 잘게 자른다(분말이 아닐 정도로). 이것을 1회에 5g 정도를 1컵 가득한 물에 달여 물이 반쯤 되었을때 마신다. 설탕이나 꿀을 첨가시켜 따뜻하게 하면 마시기에 편하다. 이때는 진피의 분량을 증가시킨다. 한번에 마시지 말고 3회 정도로 나누어 마시면 감기예방에 매우 효과적이다. 또 위장이 거북하거나 늘어진 것처럼 느껴질때 마시면 속이 매우 가볍다.

14) 순채(蓴菜)는 궤양의 구세주다

어린 순채(蓴菜) 잎을 살짝 데쳐서 초간장에 찍어 먹을때가 있다. 이 순채도 옛날부터 약초의 한가지였다. 수련과(睡蓮科)의 다년초로 연못이나 웅덩이 같은 곳에 자생하고 있는데, 특히 줄기에 함유된 수분은 위궤양이나 설사의 치유에 효과적이고 최근에는 이 줄기에서 채취된 액체를 복용한 후 위암이 완치된 실례가 알려지고 있다.

최신가정의학백과
위장병백과

版權
本社
所有

1997년 10월 5일 중판인쇄
1997년 10월 15일 중판발행

發行處 瑞音出版社
登錄 : 1976.5.14 No.1-220
서울시 동대문구 신설동 94-44
(253) 5292~4
FAX(253) 5295

著 者
宋仁誠 外

發行人
李 光 熙

校 正
柳 智 山
徐 玄 淑

Printed in Korea
＊파본은 바꾸어 드립니다.

값 10,000원